明日からできる大人のADHD診療
<small>あす</small>

著
姜　昌勲

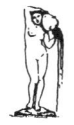

星　和　書　店

Seiwa Shoten Publishers

2-5 Kamitakaido 1-Chome
Suginamiku Tokyo 168-0074, Japan

How to Treat Adult ADHD

by
Masanori Kyo, M.D., Ph.D.

©2013 by Seiwa Shoten Publishers

はじめに
オールマイティに診療できる「こころのジェネラリスト」になろう

　いま，精神科の外来では，「大人のADHD」の受診者が増えている。しかし残念なことに，彼ら彼女らは医療機関をたらい回しにされるという状況である。筆者はこのような状況を「発達障害ジプシー」と名づけた。

　発達障害ジプシーとは何か。大人になって初めてADHDの診断をしてほしいといったときには，まず普通の一般のメンタルクリニックを受診する，もしくは電話で予約することになる。そこで「大人のADHDを診てくれますか」と言うと，「うちは一般のメンタルクリニックだから診られません」と断られる。もしくはせっかく受診しても，「ADHDの相談はうちでは受けていないんですよ」「ADHDという疾患は子どものころからある疾患だから，児童精神科に行って，児童精神科の先生に診察してもらってください」と言われるのだ。そこで，児童精神科に大人が行こうとすると，「うちは18歳までしか診ていません」ということになる。

　結局，大人のADHDの人はどこに行ったらいいのか。行く場所がないのである。結果として大人の発達障害を診ている一部のメンタルクリニックや医療機関に集中してしまっているという現状になっている。

　筆者はこれではいけないと強く危惧している。一部のメンタルクリニックでは「うちではパーソナリティ障害は診られないんですよ」「発達障害は診られないんですよ」などと言うところもある。それではダメだ。これからの精神科医に求められる資質は，どんな疾患でも選り好みせずオールマイティに診療できることである。精神科医はオールマイティに何でも診療できるようにならないと，医療崩壊は食い止めることができない。医療崩壊というのは，一部の医療機関にしわ寄せがくることによって，そこで働いている医師が疲弊する，もしくは患者があぶれるという状況をさす。現在，一般科ではジェネラリスト，総合診療医という資格が注目されてい

る。まず何でも相談を受けて，それから緊急度や重症度を判断して，高度の医療が必要であるなら専門家につなげる役割である。そのことにより，役割分担が明確になり，救急医や専門家の負担も軽減される。

　これは，メンタルにもあてはまるのである。「こころのジェネラリスト」としてすべての精神科医は診療にあたらねばならない。

　そもそもこの「こころのジェネラリスト」というのは筆者のオリジナルではない。獨協医大の井原裕先生が提唱されたものであるが，筆者もこの表現にはすごく共感しており，講演やブログなどで日常的に引用させてもらっている（井原裕「こころのジェネラリスト」こころの科学，144：144-151，2009.）。

　さて現状に目を向けると，発達障害を診ることに対して，一般の精神科医は尻込みしていることが多いようだ。特にメンタルクリニックにおいてその傾向は顕著である。

　尻込みをする要因としては，発達障害を診るのは「ややこしい」というイメージがあるからであろう。例えば自閉症スペクトラム障害でいうと，DSM-5からは三つ組み概念はなくなったものの，かつては三つ組みとしてコミュニケーション障害があったり，強迫的なこだわりがあったり，社会的相互作用の障害があるとされていた。そこで筆者は発達障害について，「ややこしやの三つ組み」というのをつくってみた。「診断するのがややこしや」「治療するのがややこしや」「薬に頼れないのがややこしや」ということである。

　発達障害というのは，診断するのは確かにややこしい。なぜならば，うつ病は，基本的には現症でおおむね診断できる。一方，発達障害は病歴においても生育歴がかなり重要である。生育歴が90％ぐらいを占めると言っても過言ではない。では，その生育歴を確認する作業をどうするのかというと，保護者から聞かねばならない。一般のうつ病診療ならば，当事者だけ来ていただいて，「最近いつからしんどくなりましたか」などのエピソードを聞いていくことができるのだが，発達障害というのは，保護者に来ていただく必要がある。

　大人になってから発達障害の診断をしてほしいといって来る人は，大体自分が発達障害であると診断されたいと思っている。そのため，自分の症

状について，発達障害の症状ばかり言うことになる。「こういう症状がありますか」と言うと，みんな「あります，あります。私は忘れ物をするんです。すごく落ち着きがないんです。子どものころからそうだったんです」と言うのである。基本的にそういう情報はすべてバイアスがかかっているというふうに医師のほうは差し引いて考える必要がある。これを排除するには客観的な第三者の情報をたんねんにとっていくしかないのである。このように診断過程がややこしい。

　また，治療するのもややこしい。実際に治療の構造設定が難しくなりがちである。ADHDの人は，特にとりとめなく，まとまりなくしゃべる。「では，きょうの診察はこれでおしまいですね」というところになって，「先生，今，思い出したんですけれども」ということを言ったり，診察が終わって会計のときに受付に，「私，先生にさっき言い忘れたことがあるんです」ということを言う。そういうのでややこしいということになったりする。

　さらに，薬に頼れないのがややこしい。不安障害の人は抗不安薬，うつ病なら抗うつ薬という薬物療法がある。しかし，発達障害に関しては，今までは薬物療法という選択肢がなかった。そのため，医師の精神療法としての技量がひたすら問われるので，薬物療法だけに傾倒しているような精神科医にとっては，発達障害診療というのは非常にハードルが高いということになる。

　ただし，薬に頼れないということでは，ADHDの診療においてアトモキセチン（商品名：ストラテラ）という薬が2012年8月から18歳以上の成人にも使えるようになった。そして，すでに報道されているように，徐放型のメチルフェニデート（商品名：コンサータ）が承認の申請出願中である。2014年ぐらいには徐放型メチルフェニデートも市場に出るであろう。大人のADHD診療に関して，治療の選択肢は出てきているのである。薬に頼れるようになったことで，一般の精神科医たちに興味を持っていただける素地が出てきたということになる。

　発達障害の治療では，薬物療法と同時に，行動改善策を患者と一緒に考えていくという行動療法的なアプローチが必要である。そのためには治療

者が「どうしたら発達障害の人が生きやすくなるのだろう？」という興味を日々絶やさぬことが大切なのだ．大人の ADHD を含め発達障害の診療は前述したように「ややこしい」かもしれないが，経験を積み重ねることにより，治療者の生活技術も向上する．これは千例以上の大人の発達障害を診療してきた筆者が体験した，意外な副産物であった．一人でも多くの治療者が，積極的に大人の ADHD 診療に取り組んでくださることを期待して，この本を書いた次第である．

　この本を読めば，明日から大人の ADHD 診療はできる．治療者にはどんな疾患でも「初めての症例」がある．エキスパートになろうと気負わず，まずは一歩踏み出していただきたい．精神科医が「こころのジェネラリスト」として，大人の ADHD 患者をどの外来でも診療できる状況が当たり前になる時代が来ることを願って．

姜昌勲

> 注
>
> ADHD：Attention Deficit Hyperactivity Disorder の訳語について
> Attention Deficit Hyperactivity Disorder は，かつては「注意**欠陥**多動性障害」と訳されていたが，「注意**欠如**多動性障害」に呼称変更された。本書ではすべて「注意**欠如**多動性障害」に統一している。

はじめに iii

第1章 ADHDとは，どんな病気か　1

子どものADHDと，大人のADHD　4
ADHDを取り巻く歴史的な変遷　6
『片づけられない女たち』がブームに　8
ADHDは増えているのか？　9
大人のADHDは見逃されている　11
女性の小児期ADHDが少ない理由　11
ADHDには三つのパターンがある　12
不注意優勢型は社会人になって問題が顕在化する　13
発達障害の相互関係について　15
発達障害定義の新しい考え方　18

第2章 大人のADHDの受診・診断パターン　21

大多数が「自分はADHDではないか」と来院する　21
ほかの疾患で治療中，ADHDが明らかになった症例　22
子どもの治療中に親のADHDが明らかになる　23
▶実際の診療の流れ——筆者のクリニックの場合　23

第3章 大人のADHDで見られる症状　29

不注意症状——物をなくしたり，置き忘れたりする　29
多動症状——自ら多忙な仕事を選ぶ　31
衝動症状——順番を待てない　32
ADHDが原因で学業・業務成績不振に　34

しっかりした人間関係を築けない　35
　　　できるだけ多くの症例を診ることが大事　36

第4章　ADHD支援の全体的な枠組み　39

　　医療機関内で行う治療的アプローチ　39
　　時間軸としての治療　40
　　　▶初診──診断後まで見据えて目標設定を行う　40
　　　▶診断過程──生育歴聴取は診断に必須　42
　　　▶診断後──公的サービスの利用，連携を考える　43
　　横軸としての精神療法的アプローチ　43
　　　▶支持的・受容的アプローチの精神療法　43
　　　▶具体的生活指導による精神療法　43
　　　▶認知行動療法　44
　　症例が集積されてきている薬物療法　45
　　発達障害支援センターなど外部との連携　46
　　カウンセリング療法を活用する　47
　　親族・職場の上司の理解を図る　47
　　子どもに対する告知・受容の問題　48
　　ADHDとアスペルガーについて　49
　　医師でないとできないもの，医師以外でもできるもの　51
　　手帳と年金についての危惧　53

第5章　ADHD診療の具体的な進め方　55

　　1．診断以前　55
　　　▶ADHD診療は予約制が望ましい（特に新患について）　55
　　2．初診　58
　　　▶診療時間の考え方　58
　　　▶実際に使用している問診票　58
　　　▶あえて待合室に患者を呼びに行く　60
　　　▶生育歴などの情報提供は重要　60

　　　　▶生育歴を確認するにあたり，保護者が来院できない場合　61
　　　　▶チェックリストを積極的に活用する　62
　　　　▶診察室は限定された一場面にすぎない　64
　　　　▶注意が必要な高齢者の ADHD 診断　66
　　　　▶しっかりと再診の予告，説明をする　67
　　3．再診　68
　　　　▶再診は 5 分診療が基本　68
　　　　▶診察での構造化テクニック　68
　　　　▶患者と医師も達成感がもてるようにする　69
　　　　▶困っている症状の度合いを数値化してもらう　71
　　　　▶カルテに記憶を外在化する　71
　　　　▶実際の心理検査──筆者の場合　72

第 6 章　薬物療法とそれらを用いた症例紹介　77

　　これまで薬物療法はオプションにすぎなかった　77
　　アトモキセチンとメチルフェニデートの薬理作用について　79
　　働く部位，持続時間，効くまでの期間の違い　81
　　　　▶症例 1：頭ではわかっているが，
　　　　　　　　実際やろうとするとできない　82
　　　　▶症例 2：余計な一言が多く，コミュニケーションが
　　　　　　　　うまくいかない　85

第 7 章　ADHD 治療のための
　　　　クリニック経営ノウハウ　89

　　投資的な観点をもって治療に入る　89
　　薬の出し方で患者負担は抑えられる　90
　　　　▶アトモキセチンの初回投与時にすべきこと　91
　　　　▶アトモキセチンの開始用量について　91
　　　　▶筆者の処方パターン　92
　　処方で保険病名をつけ忘れると悲劇が起こる　93

クリニックでもできる診療の小工夫　94
自助努力を高める支援　95
筆者自身がいつも診療で気をつけていること　97
見える化と情報管理の一元化でADHDを支援　99
ADHD的デジタルライフのすすめ
　――iPadの活用と書類のデジタル化　101
Googleカレンダーの活用　103
ADHDの人への「べからず集」　105
発達障害の人への接し方9か条　108

第8章　よくあるADHD治療の疑問に答えるQ&A　113

付録　123
　付録1　ADHD　DSM-5　123
　　1．不注意　124
　　2．多動性―衝動性　125
　付録2　問診票　127
　　・一般外来用（3ページ）　128
　　・一般外来用（3ページ）　131
　付録3　発達心理検査所見（3ページ）　135

文献　139

おわりに　141

第1章
ADHDとは，どんな病気か

とある診察の光景──

　Aクリニック。1日30名ほどの患者が来院する。
　最近の特徴として，発達障害ではないか，と訴える患者が増えている。

患者：私，大人のADHDじゃあないかと思うんです。
医師：そうですか。困りましたね。
患者：どうしてですか？
医師：いや，私は発達障害の専門家じゃあなくて，うつ病とか不安障害とか，そういう人しか診療していないのですよ。心理検査も出来ないし，診断とか治療とか，難しいですねえ。
患者：ネットで新しい治療薬も出来たというから，思い切って受診しに来たのですけど……。
医師：そうですねえ，じゃあ，専門の先生を紹介するから，そちらに行ってもらいましょうか。

　メンタルクリニックでは日常的に見られる光景である。
　専門家にふってしまえばいい，と考える精神科医は多い。「発達障害の診療は専門家にまかせておけばいいさ，うちも殺到する患者さんをさばききれないから……発達障害については勉強しなくてもいいだろう」

　しかし，このようなケースを経験したことはないだろうか？

患者：気分が落ち込むんです。
医師：そうですか。
患者：自分なんか，いなければいいと思います。誰にも必要とされていない。仕事ではケアレスミスも多いです。
　　　でも，自分の趣味がプラモ作りですけど，それは何度でも作れてしまいます。熱中しすぎて，朝になってまた仕事がつらいんです。
　　　ミスとか多いし，自分は大人のADHDじゃあないかと思ってしまうんですけど。
医師：いや，それくらい集中できているのなら，あなたはADHDじゃないですよ。ADHDっていうのは，注意欠如多動性障害っていうのですから，集中できない病気なんですよ。それだけ趣味に熱中できるのならADHDじゃないですね。
　　　むしろ自分の好きなことは熱中できるなら，いま流行りの新型うつといわれるものかもしれませんよ。
　　　だいぶ気分の落ち込みとか，自分はいないほうがいいとか卑小妄想的なものがありますね。しっかりうつ病の治療をしましょう。
　　　お薬を出しておきますね。しばらくしたら効きますよ。ケアレスミスや忘れっぽくなるのはうつの人にはよく見られることです。きちんと薬を飲んでくださいね。
患者：わかりました……。

　1カ月後──
患者：気分は少し良くなってきましたけど，ミスは減らないし，忘れたりするのもあいかわらずです。私はどうしたらいいのでしょうか……。

　またこのような患者もみたことはないだろうか。

　　　待合室でイライラしている初診患者。受付に詰め寄っている。
患者：診察はまだか！　もう10分くらい待ってるぞ！　そもそも予約制

って聞いたのに，待たせるってどういうことだ！

医師：（だいぶこの人は怒りっぽくなっているなあ。ちょっと躁状態も入っているかもしれない。双極性障害も最近多いし，その観点からの治療も必要だなあ。ともかく刺激しないように対応しなきゃいけないなあ）

受付に「先生，なんとかしてください」と呼ばれたため，なだめにいく。

医師：もうちょっと待ってくださいね。

患者：もうちょっとって，どれくらいなんだ！

医師：えーっと，だいたいとしか言いようがなくて……。

（ああ，面倒だな……）

まあ，うちのクリニックが気に入らないのなら，よそにいってもらっていいですよ……。

（やれやれ，なんだか大変だなあ。あんなに怒り続けていたら入院も必要かもしれないなあ）

さて，前者はうつ病，後者は双極性障害，なんて診立てがありがちだが，本当にそれでいいのだろうか？

この医師がおかした過ちとは。そしてこの患者に隠されていた症状とは。

上記いずれの状況も，「大人のADHD」が隠れているかもしれないのである。

いやいや，何でもかんでもADHDにしているんじゃないか，「疾患喧伝（disease mongering）」はどうなの，という声もあるだろう。

しかし，現実に，精神科には，難治性のうつ病患者，新型うつとも呼ばれる非定型のうつ病患者，境界性パーソナリティ障害患者，などと診断される患者が殺到している。

そして，多くの精神科医が，治療に困っている。

うつ状態が改善しても，忘れ物やなくし物，ケアレスミスはなくならない。

幼少時から積み重ねられてきた自尊心の低下は，今の症状にターゲット

をあてたところで，回復することはない。

　発達障害，特に大人のADHDの観点から，もう一度診断を見直して，治療していくことが必要なのだ。

　そうすると，治療の道が一気に開ける。

　いま診療している，うつ病患者や双極性障害患者，パーソナリティ障害患者，依存症患者など，治療が行き詰まったときには，ともかく発達障害の観点，大人のADHDの観点から，もう一度患者の病態を捉えてみてほしい。

　具体的にはどのように診ていけばいいのか？

　この本を読み，後はひたすら診療していくことで，「大人のADHDの臨床」の勘所をつかめるようになるだろう。

　とりあえず，簡単に要点だけ書いておこう。ADHDの診断において，現在の症状の確認はもちろん大切だが，それだけでは不十分である。

　症状が，昔から持続していたかどうか。特に，幼少時はどうだったのか？

　大人のADHDと，後天的な内因性障害である気分障害を鑑別する最大のポイントは，生育歴の聴取をすることなのである。

　大人のADHDにおいて，どのような症状が，幼少時から見られて，そして現在にまで続いているのか，もしくはどのように症状が移り変わっていくのか。そして他疾患との鑑別はどのようになされるのか。そもそもADHDという疾患は，どのような歴史と社会的背景のもと，存在が明らかになったのか。

　ではそれについて，述べていくことにしよう。

子どものADHDと，大人のADHD

　ADHDは時系列で言えば，子どものADHDと大人のADHDに分けられる。昔は大人にADHDはないと言われていた。実際，筆者が医師になった1997年ぐらいの頃は，ADHDというのは大人になったら治ると言っ

ている精神科医はたくさんいたのである。「落ち着きがなくて困っているんですけど」と言っても，「ADHDは子どもの病気だよ」というふうに追い返されたということもあったようである。しかし，現在では大人にもADHDがあるということはもはや当たり前のものとなった。2005年に発達障害者支援法が施行され，社会制度的にも支援と理解が進んだことが理由としてあげられよう。

　ADHDの定義については，2013年5月に，アメリカ精神医学会（APA）がDSM-5を発表し，最新の診断基準を出している。日本語版も出版予定であるが，本書ではDSM-5に準じた診断基準も紹介したい。

　ちなみに，DSM-Ⅳの定義では，「注意欠如多動性障害（ADHD）とは，学校，家庭および社会的場面がさまざまに組み合わされた場所で発生する発達段階に比して不適切なレベルの不注意，多動性および衝動性を特徴とする神経生物学的な状態をいう」と述べられている。

　大事なことは「さまざまに組み合わされた場所で」ということと，「不注意，多動性および衝動性」という三つのいずれかの症状が適応障害を呈しているということ。そして，「神経生物学的な状態」ということである。ADHDというのは，あくまでも脳の疾患である。心の問題でも何でもなくて，脳の生まれつきの機能不全であるというのがADHDの本質なのだ。脳の部位というのは，前頭葉の問題が主に考えられている。

　子どものADHDの場合は，DSM-Ⅳに述べられているように，「さまざまに組み合わされた場所で」すなわち異なる二場面において症状が共通してあるというのが診断基準の一つとなっている。例えば学校でも症状があるし，家庭でも症状があるというのが，子どものADHDの診断基準である。

　ただ，大人のADHDに，異なる二場面以上という定義を適用していいかどうかは問題がある。大人のADHDでは，例えば会社，自宅という二場面を考えた場合，会社ではそれなりに人生経験もあるので，代償的にさまざまな生活技能でカバーして表面上適応し非常に頑張っているが，家では全くダメで，家事もできないし，部屋もひどい状態だという人は一定数いるのである。

「会社で適応できているから，君はADHDじゃないよ」というような視点をもってはいけない。異なる二場面というのは，子どもに関しては重視したほうがいいと思うが，大人に関してはこだわらないほうがよいのである。

　実際，DSM-5においては上記のような大人のADHDを考慮した診断基準が作られた。それは，「家庭，学校，または仕事の場，友人と一緒のとき，または親しい人と一緒のとき，あるいはその他の活動の場」というように，より具体的かつ広い範囲で活動が規定されたことである。

　そのほか，変更点を述べたい。DSM-IVでは，発症年齢が7歳未満という診断基準であったが，DSM-5になり12歳未満から症状を認める，と発症年齢が上がった。今まで最初の発症年齢が確認できなかった症例でも，診断がしやすくなるのではないかという点から，筆者はこの発症年齢引き上げは歓迎すべきポイントと考えている。

　そしてもう一つ，DSMのIVから5への変更における大きなポイントとして，ADHDとASD（autism spectrum disorder：自閉症スペクトラム障害，これまでの広汎性発達障害）の合併を認めたことがあげられる。

　大人のADHD診断においては，ASD優位か，ADHD優位かは，薬剤反応性にも影響すると筆者は臨床経験から考えているが，これは今後の症例の集積を待たねばならない。現時点では，やはりASD優位より，ADHD優位の患者のほうが，薬剤反応性が良好であると感じている。

ADHDを取り巻く歴史的な変遷

　ここで，ADHDを取り巻く歴史的な変遷を簡単におさらいしておこう（図1）。

　もともとADHDは，1900年ぐらいには多動性を伴う外傷後行動症候群ということで，脳のマクロな疾患で多動が出てくるのではないかと言われていた。脳損傷に関係する多動性および破壊的行動ということで，1960年ぐらいには微細脳機能障害（MBD）概念というものが出てきた。脳の

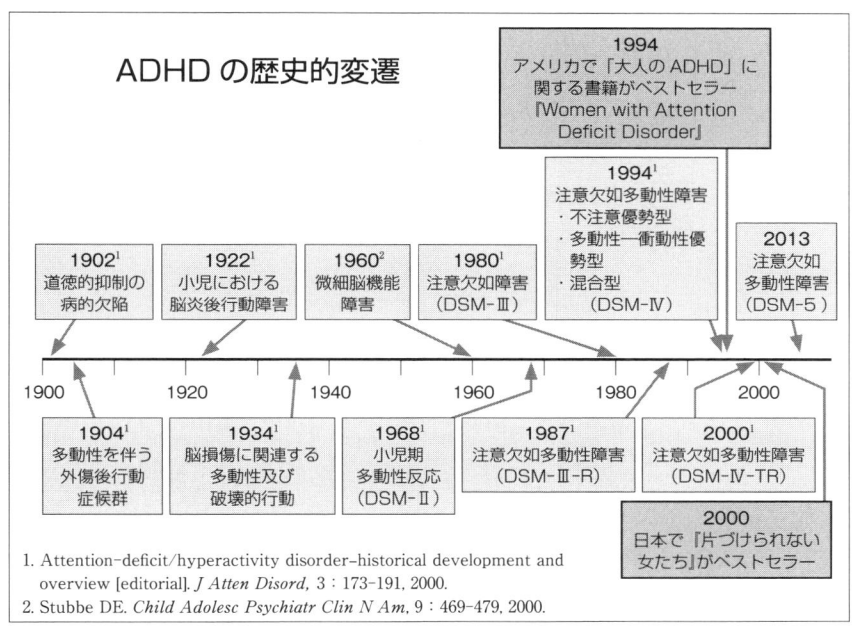

図1

　ミニマムな障害というが，見えないのに脳障害といっていいのかということで，これは物議を醸すことになった。
　そして，DSMの概念になり，原因よりも，症状で捉えていこうということになった。1980年には，注意欠如障害ということで，この段階では，attention deficit disorder つまり ADD というのがまず出てきたわけである。1987年になって DSM-Ⅲ-R になり，注意欠如多動性障害，ADHD になった。1994年には DSM-Ⅳ で，注意欠如多動性障害の中に不注意優勢型，多動性―衝動性優勢型，混合型という三つのサブタイプが提唱された。ただ，この中で多動性―衝動性優勢型というのは非常に少なく，臨床上ではほとんど不注意優勢型と混合型が占める。2000年に DSM-Ⅳ-TR になったが，サブタイプについては変わっていない。「注意欠陥および破壊的行動障害」の中に分類された。
　2013年，DSM-5 となり，「神経発達障害」という上位概念に含められ

ることになった。不注意優勢型，多動性―衝動性優勢型，混合型，という分類は変わらないが，「サブタイプ：下位分類」から，「current presentation（現在の状態像）」に表現は変更されている。DSM-Ⅳでは「サブタイプ」が型として固定されているかのような印象を与えていたが，臨床的には成長に伴い多動が落ち着くケースも多数ある。つまり，状態像は変化するのであり，DSM-5ではより実際の臨床像を反映した分類となったと言えよう。

『片づけられない女たち』がブームに

　以上，専門的な診断上の概念について述べた。社会的な概念については，1994年にアメリカで，『Women with Attention Deficit Disorder』という大人のADHDに関する書籍がベストセラーになり，一気にアメリカでADDブームが起こった。2000年に日本でも，『片づけられない女たち』[10]という翻訳で出版された。これを契機に，わが国における第一次大人のADHDブームというのが出現したのである。一部の医療機関には，大人のADHDの人たちというか，大人のADHDではないかと自分で思った人たちが殺到するようになった。

　現在は，第二次大人のADHDブームという状況だと言えよう。しかし過去と現在の状況が決定的に違うのは，「私はADHDじゃないか」と言って来る，社会で阻害され，社会不適応としてあぶり出されてくるというケースが相当数増えているということである。会社では，社員が発達障害やコミュニケーション障害を呈しているということで困っており，何か不適応があったら，「発達障害ではないか」と受診をすすめられるか，退職を勧奨されるか，という状況になっている。不況の中で，それだけ社会も許容度が下がっているということの表れでもある。発達障害やうつ病も含めて精神疾患が5大疾患に入ってしまった現在では，ブームという表現は超えていると言わざるを得ない。語句としてはそれぐらい完全に定着してしまった状況にあると考えている。問題は，診断治療できる医療機関が少

表1

成人期 ADHD の世界的有病率 [1]

2007年の世界保健機関世界精神保健調査（WMH）によれば，成人期 ADHD の世界的有病率は 3.4% と推定されている

国	有病率, %（SE）	n
ベルギー	4.1（1.5）	486
コロンビア	1.9（0.5）	1731
フランス	7.3（1.8）	727
ドイツ	3.1（0.8）	621
イタリア	2.8（0.6）	853
レバノン	1.8（0.7）	595
メキシコ	1.9（0.4）	1736
オランダ	5.0（1.6）	516
スペイン	1.2（0.6）	960
米国	5.2（0.6）	3197
合計	3.4（0.4）	11422

SE=標準誤差

1. Fayyad et al. *Br J Psychiatry*, 190：402-409, 2007.

なすぎることである。

ADHD は増えているのか？

　世界的な有病率のデータを見ると，成人期 ADHD の世界的有病率は 3.4% である（**表1**）。

　日本初となる成人期の ADHD の有病率の研究が浜松市の成人男女を対象として行われたが，2012年に発表されたデータによると，ADHD の有病率の推定値は 1.65% であった[7]。つまり大人の発達障害は増えていると言われているが，別に増えているわけではなく，診断の精度が上がり，社会の認知度が上がってきたことによって，ADHD や発達障害の人がより医療機関を訪れるようになっているというのが現状であると考えられる。

　ただし，子どもの発達障害に関して言うと，実際に増えているというこ

とが言えるのではないかという見解は，児童精神科医には共通の認識としてある。子どもの発達障害が増えているのは，以下の四つの理由が考えられる。

① 「診断概念が拡大したことによって見かけ上増えているのか」（つまり過剰診断）
　Disease mongering とよばれる疾患喧伝によるのか。
② 「今まで見逃されてきた子どもたちが，正しい診断概念が普及したことにより正しく診断されるようになったのか」
　過少診断から適正診断へと進歩したのか。
③ 「社会・教育現場の許容度が下がったために（周囲の余裕がなくなったために），今まではちょっとやんちゃな子，ちょっと空気の読めない子ですんでいて，上手に対応，許容されていた子どもたちが，障害としての専門的サポートを求められるようになった」
④ 「実際に発達障害の子どもたちが生物学的に増えているのか」
　エピゲノム，エピジェネティクスな遺伝子変化？

　DNA は生涯不変であり，遺伝子も突然変異などの例外を除き，死ぬまで働き方は同じだと考えられてきた。しかし最近，食生活やストレスといった後天的な要因で遺伝子の働き方が変わることがわかってきた。これをエピゲノム現象（エピジェネティクス）という[11]。

　遺伝子の塩基配列は同じでも，「オン」「オフ」を担うエピゲノムが環境によって変わる。エピゲノムの異変が起こると元に戻らない。このエピジェネティクスを改善する薬であるエピゲノム薬も各分野で開発されており，癌領域などでは実用化されている。未来では，脳部位に働くエピゲノム薬により発達障害が治る時代が来るかもしれない。そして，環境ホルモンの一種も，エピジェネティックな変化を引き起こす場合があることが知られているし，タバコの害もそうである。

　ただし，遺伝情報のオンオフだけで発達障害の発症が決まるというのはあまりに脆弱すぎるのであり，素因と環境などさまざまな因子が絡み合い，

発症すると考えられており，これを「多因子モデル」[11]と言う。

　ともかく，どれが，と特定できることではないが，上述した四つのそれぞれの要因により子どもの発達障害が増えたと考えられるのである。

大人のADHDは見逃されている

　一方，大人のADHDになると，「成人の慢性精神障害の中でおそらく最も診断されていない」ということが知られている。ADHDの有病率は大体3〜5％と言われている。実際にそれだけの人がいて，ADHDの人すべてが医療機関を訪れて診断を受けているかというと，そんなことはない。つまり診断の見逃しが相当あるということである。

　「ADHDの特徴は，不注意，注意散漫，落ち着きのなさ，気分変動，短気，過活動，混乱および衝動性である。常に小児期のADHDが先行するが，診断を受けることは稀でありしばしば見落とされている」と言われている[13]。

　ADHDは小児期から連続して存在する疾患である。大人になって突如「自分がADHDではないか」と来院するということは，小児期のADHDは見落とされているということにほかならない。特に女性においては，小児期に非常に見落とされているのではないかと考えている。

女性の小児期ADHDが少ない理由

　子どものADHDにおける男児と女児の比率は，3〜5対1と言われている。男の子のほうが明らかに多い。「きょうこころのクリニック」（以下当院）の児童思春期外来のデータも同様である。ただ，大人のADHDになると，当院の来院患者データからみても，男女比は限りなく1対1に近づく。例えば臨床治験では18例のエントリーがあったが，男女比は5対13であった。

社会的にも『片づけられない女たち』[10]という本がベストセラーになったと述べたが，それもやはりテーマは女性である。ただ，臨床試験や外来診療では，来る曜日が限られ，毎週通わないといけない。そのため，会社員の人はなかなか参加できにくいという情勢もあるので，女性が多くなっているということも加味しないといけない。この男女比3～5対1と言われていたADHDが，大人になると限りなく1対1に近づいてくる。

これはなぜか。筆者は，女性のADHDの見逃しの問題があると考えている。ADHDの症状やタイプという観点から以下に述べていきたい。

ADHDには三つのパターンがある

ADHDというのはいろいろな表記がある。ADHDもしくはAD/HDとスラッシュが入ったりする。これはどういうことかというと，attention deficit hyperactive disorderということで，もう少しこれをわかりやすく書くと，attention deficit（注意欠如）——かつての注意欠陥，今は注意欠如になった——に加えて hyperactive（多動・衝動）のdisorder（障害）である。ADHDというのは分解すると，ADD，HDという形に分かれる。

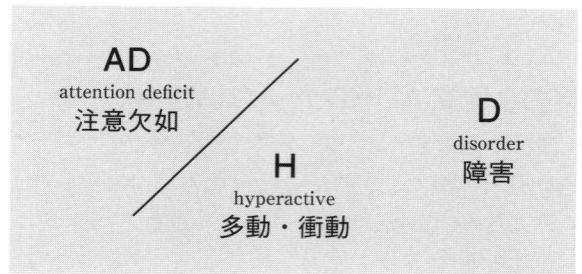

衝動というのは，暴力的と誤解されることがあるが，衝動の本質というのは待てないということである。もちろんこの待てないというのは，人間

誰もがもっている症状である。結局，程度問題になる。例えば，牛丼の吉野家ではすぐ牛丼が出てくるのが当たり前であるが，3分，5分たっても出てこないのを待てなくてイライラするというのを衝動性があるのかといったら，別にそんなことはない。吉野家で5分，牛丼が出てこなかったら大問題だが，それが待てないからといって，「あなたは衝動性がある」とは言わない。

　だから，不注意にしても，多動にしても，衝動にしても，プラスマイナスではない。あるか，ないかが問題ではなくて，程度と頻度の問題である。精神疾患というのはすべて「症状のあるなし」ではなく，「程度と頻度」が問題なのである。例えばうつ病についても同じことが言える。うつ病も，気分が落ち込むからうつ病なのかというと，そんなことはない。その気分の落ち込みが社会生活に影響を及ぼすくらいひどいから，うつ病と診断されるわけである。

　このような組み合わせでADHDを見ていくことが大切である。『片づけられない女たち』[10)]がベストセラーになったとき，ADD（attention deficit disorder）という概念で語られていた。そこで「私はADDですか」といって，片づけられない女性たちが外来に来られていた。その後，HD（hyperactive disorder）という部分が混ざり，多動も衝動もある人もいるということで，ADHDと表記するようになった。DSM-Ⅳでは，サブタイプとしてADDタイプの人はADHDの不注意優勢型ということになり，不注意も多動性・衝動性もあるADHDは混合型で，HDは多動性—衝動性優勢型ということになる。基本として押さえておかねばならないこととして，ADHDというのは，こういう3パターンに分けられるのである。そして，前述したとおり，DSM-5ではサブタイプはなくなり現在の状態像として分類されることになった。

不注意優勢型は社会人になって問題が顕在化する

　そこで，前述した女性のADHDの見逃しという問題についてだが，女

性においては不注意優勢型が相当数いると考えられる。実際に臨床場面では，不注意優勢型と，混合型と，多動性─衝動性優勢型の率というのはどれぐらいかというと，筆者が大学病院で研究したときに子どものデータをとったのだが，大体「不注意優性型」対「混合型」対「多動性─衝動性優勢型」は4.5対4.5対1ぐらいであった[5]。多動性─衝動性優勢型というのはほとんど見られなかった。ADHDというのは，ほとんどが不注意優勢型か混合型である。特に大人になってくると，多動性─衝動性優勢型というのはどんどん減ってくる。大人になると多動は落ち着いてくるのである。ただ，表面的な多動が落ち着いてきても，別の形で多動が顕在化することもある。

　なぜ不注意優勢は見逃されているのか。例えば，学校においては，忘れ物をするとか，先生が授業をしているのに集中しないで窓の外をぼんやり眺めているというのが，不注意優勢の症状である。多動性・衝動性のある子というのは，先生が何かしゃべっているのに，手を挙げて「先生，それ，前も聞いた。僕，知ってる」「ちょっとそこ，もっと教えて」と大声を出したり，果ては教室中走り回ったり，みんなにちょっかいを出して消しゴムを投げたり，紙を投げたりする。それが多動・衝動の代表的な症状である。当然，後者の多動・衝動症状が学校の教室運営においては問題になり，不注意症状というのはほとんど問題にならないということである。特に日本の学校教育は集団の規律を非常に重んじる。そのため，多動・衝動症状は問題になり，ADHDの混合型という部分がクローズアップされる。逆に，不注意優勢というのはほとんど集団の規律には影響を及ぼさない。運動会の練習などでボケッとしていて集団に入れませんというぐらいは，シーズンのときには問題になるとはいえ，多動・衝動症状に比べると問題は少なく見積もられるか見逃される。この不注意優勢というのは女性がかなり多いのである。

　そういう方々がライフステージにおいてどうなっていくか。小学校，中学校はとりあえずクリアして，高校生になる。そこでは「○○ちゃん，天然だね」「あなたは本当に抜けてるね」という感じで，そういう女の子はむしろ「愛されキャラ」的に人気者になったりすることも珍しいことでは

ない。さて，その子が社会人になるとどうなるか。上司に何か頼まれて，「忘れちゃいました。天然ですみません」と言っても，同僚や上司などみんなに迷惑がかかることになり，そこで問題が顕在化してくるのである。

または結婚した場合はどうか。結婚すれば，家事というタスクがある。洗濯物が溜まりっぱなし，取り込めても畳めない，収納できない。料理は作れないということになって，やはり顕在化してくるのである。そこで，「大人のADHDというのがあるんだ。私だ」ということで，相当数，初めて診断を求めるということになる。

だから，男女比はすごく大事な問題であり，裏側にはこういう問題が隠れているのではないかと筆者は考えている。

発達障害の相互関係について

ADHDの関係，発達障害の相互関係は大切なポイントである。DSM-ⅣからDSM-5での変更点も踏まえて解説したい。

これまでのDSM-Ⅳではポイントは二つである。

・ADHDとPDD（pervasive developmental disorder：広汎性発達障害）は合併しない，独立している。
・LD（learning disorders, learning disabilities：学習障害）と発達遅滞，知的障害も合併しない。LDというのは，あくまで知的に遅れはないが，読み・書き・そろばん，もしくは推論に問題を来すというのが定義になる。

ということである（図3）。

しかし，臨床的にはこれらの考えは否定されている。よこはま発達クリニックの内山登紀夫先生の書いた論文[12]から図表を引用する（図4）。

かつて筆者が厚生労働省のADHDの治療・診断ガイドライン作成研究班研究協力員として従事していたときのことである。DSM-5で自閉症ス

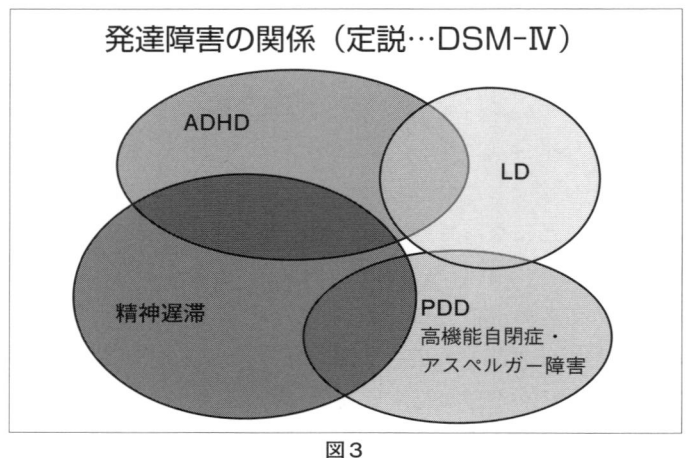

図3

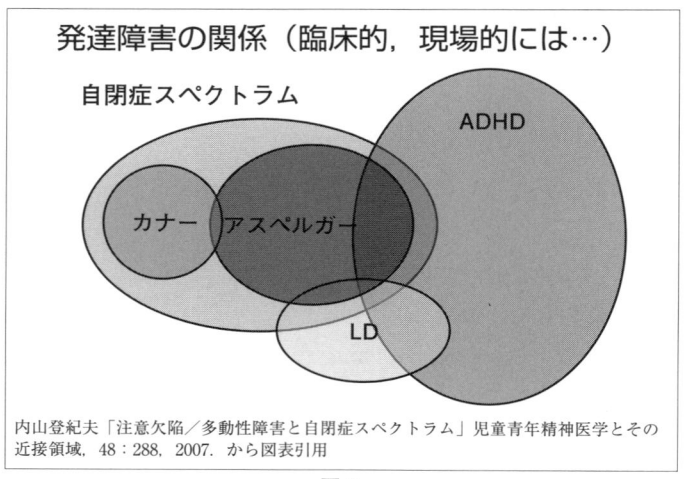

図4

ペクトラムとADHDの合併を認めるという遥か以前から，内山登紀夫先生は自閉症スペクトラムとADHDは合併する，合併している人はたくさんいるということをずっと言っていた。筆者はそのときは，DSM-IVでADHDとPDDをどちらか優先しないといけないという診断基準があるのだから，合併するという議論自体がおかしいと思っていた。しかし，時代

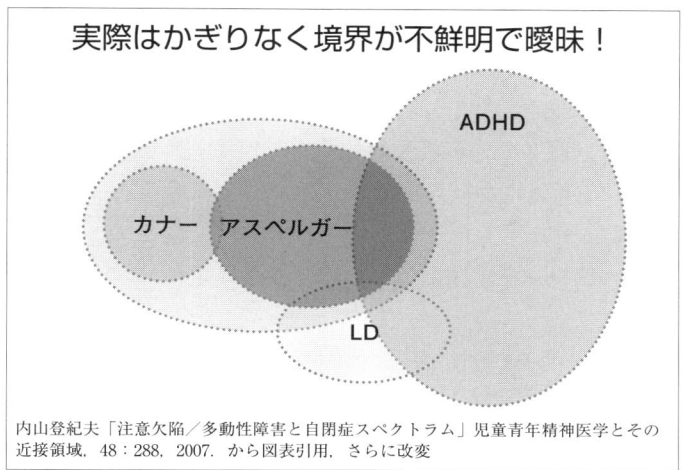

図5

がついに内山先生に追いつき、DSM-5になって、自閉症スペクトラムとADHDの混在を認めましょうということになった。この図（**図4**）が作られたのは2007年であるが、今でも通用するというか、むしろ今はこれがメインストリームになってきたのである。

　自閉症スペクトラムにはカナータイプやアスペルガータイプがある。カナータイプというのは、カナーが1943年に論文で出した古典的な自閉症のタイプである。視線も合わないし、言葉も遅れている。アスペルガーというのは、1944年にハンス・アスペルガーが書いた論文をローナ・ウィングが1980年代に発見し、知的に遅れがなかったり、言葉に遅れがない群でも、対人接触に問題がある群が一定の群としてあるということを言い、「アスペルガー症候群」と名づけた。アスペルガーになってくると本当に言葉の遅れもないのでわかりにくくなるが、そういうものとADHDを合併したり、LDと混ざってきたりするという発達障害の関係性がある。

　そして、それをさらに改変すると、上記の図になる（**図5**）。

　この疾患の境界線が、先ほどのようにくっきりしたもので現れるのではなくて、スペクトラムという概念になる。正常との連続体で、どこが境目か非常にわかりにくくなっている。このスペクトラム概念というのは、今

どの疾患でも言われるようになってきており，うつ病，双極性障害も今は連続性スペクトラム概念として捉えようということになっている。

DSM-5では，**図3**での広汎性発達障害（PDD）が自閉症スペクトラム障害（ASD）に変更になり，同時にアスペルガーなどの下位項目も廃止されることになった。

DSM-5での変更点を，図に示したので参考にされたい（**図6**）。

発達障害定義の新しい考え方

ここまで，診断基準と各発達障害の関係性について述べてきた。

いわゆる障害モデルと言われるものだが，もう一つ新しい，おもしろい考え方があるので述べたい。

発達障害と二次障害という考え方がこれまであったのだが，今，浜松医大の杉山登志郎先生が「発達凸凹（でこぼこ）」という概念を提唱している[11]。もともとの発達の凸凹があったところに，適応障害，二次障害が加わることによって，発達障害という表現型ができているのではないかというのである。こういう観点で言えば，発達障害は予防できるし，治療もできるということになる。ともかく発達凸凹でとどめることが大切であると言えよう。

例えば発達障害，ADHDと言えば，有名人も多くあげられる。黒柳徹子，元メジャーリーガーの新庄剛志，長嶋茂雄がよく例で出てくる。もちろん，みんな診断を受けているわけではない。それは，彼らは適応して二次障害もなかったから，発達障害という表現型までいかなかったということなのである。発達凸凹にとどめれば，大いに活躍もできるということであろう。

ただし，これはあくまでも子どもの概念である。大人の場合は，基本的に適応障害をきたしていると考えないといけない。なぜなら，困っている人がクリニック，医療機関に来るわけで，困っていない人は来ない。発達凸凹の人が大人になって，軽い乗りで「私はADHDかな。ちょっと診断

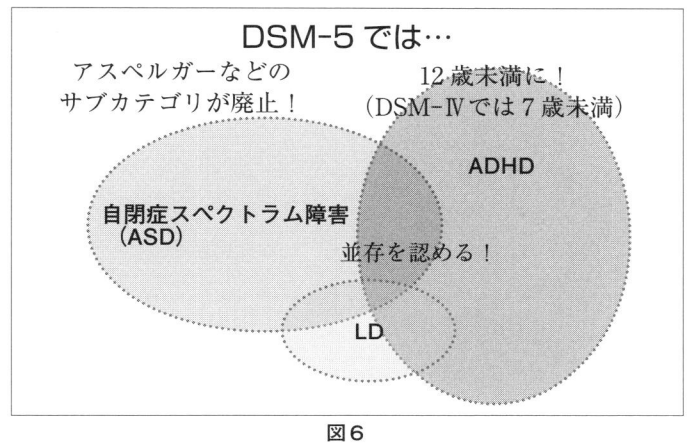

図6

してくださいよ」というふうに来ることは100％ない。筆者自身，心理検査を受けたが，それは自分がメンタルクリニックを開業しており，臨床心理士も雇用していたので，臨床心理士に気軽に「とってください」と言える立場にあったからできたことであった。普通の発達凸凹段階の人はそんなふうに気軽に行けるような状況でもないし，もちろんクリニックの予約待ち期間も各所で相当長くなっている状況では，「それだけ待って診断を受けても，別に私は困ってないからいいわ」というふうになる。そのため，大人の場合はみんな適応障害，二次障害をきたしていると考えた上での，中核症状以外の部分への取り組みが必須であると考える。

　それでは次に，大人のADHD患者の受診・診断パターンについて実際の診察場面を例示しながら解説したい。

第2章
大人のADHDの受診・診断パターン

大多数が「自分はADHDではないか」と来院する

　ADHDの診察をどう進めていくかという部分で，初診からの流れについて述べたい。

　最初に，クリニックを訪れる大人のADHDのパターンを紹介する。初診でADHDと診断される人は，次の三つのパターンに分かれる。

① 「自分はADHDではないか」と来院する
② 主訴はほかの疾患で来院し，治療を進めるうちにADHDが明らかになる
③ 子どもの治療中に親のADHDが明らかになる

　上記三つのパターンについて，以下に説明する。

　まず一つめは，「自分はADHDではないか」とダイレクトに言って来られる場合である。これは結構多い。

　しかし，今問題になりつつあるのは，「主訴はほかの疾患で来院し，治療を進めるうちにADHDということがわかってくる」という二つめのパターンである。うつ病，不安障害，薬物依存などの併存疾患の治療を進めていくうちに，最初に表面的に見えた主訴がだんだんはがれ落ちてきて，ADHDが明らかになるものである。

　例えば，現在，うつ病概念は新型うつや非定型うつなど混乱している。

さらに最近は，うつ病という中に相当数，双極Ⅱ型障害が入っているということがわかってきている。双極性Ⅱ型障害はうつ病エピソードと軽躁を繰り返すもので，軽躁のエピソードは本当に少ないので，来院はほとんどがうつの症状で来ることになる。それを全部うつとして治療していいのかということで，治療を進めているうちに，この人の中の軽躁の中核の部分が見えてくる。そうして，うつ病治療から双極Ⅱ型治療にシフトしていくことになる。

ADHDでも，最初にほかの疾患の治療をしているうちに，中核のADHDが見えてくるケースを相当数認めるのである。

以下に二つめのパターンを紹介する。

ほかの疾患で治療中，ADHDが明らかになった症例

筆者が診たケースを紹介しよう。患者はパーソナリティ障害でドクターショッピングを繰り返していた男性である。

彼は整形依存があり，配偶者のクレジットカードをとって，勝手に整形を繰り返していた。配偶者や保護者も本当にあきれ果てて，振り回されていた。パーソナリティ障害の診断のもと，ほかの医療機関から「なんとか診てください」と紹介を受け，当院に受診に至った。筆者も当初，この人はパーソナリティの問題が結構あると思いながら治療してきた。だんだん治療関係ができてきて，少し中核の衝動性などの部分が見えかけてきたときだった。患者自身がADHDの本を読み，「これは私に当てはまる。実は私はこの問題があったんじゃないか」ということに気づかれたのである。そこから心理検査などを進め，保護者から生育歴をとり，ADHDの診断を下し，一気に治療が進んでいった。診断を契機に自分を捉え直し，さまざまなことが「腑に落ちて」治療にも前向きに取り組めるようになったのである。最終的には，抗不注意多動薬の服用と精神療法により復職も可能になった。

ほかにも薬物依存を併発していたADHDの患者，重度うつを併発していたADHDの患者がいたが，初診時にこれらの中核のADHD症状を見抜くことは難しい。やはり併存疾患の治療が優先されるべきであろう。ただし，表面の併発症状の改善とともに，中核のADHD症状が出現してくるので，そこで介入していかねばその先の治療は進まず，社会適応能力は向上しないのである。

この併存疾患の問題は，すべての精神科医が意識しなければならないポイントである。

次に三つめのパターンを紹介する。

子どもの治療中に親のADHDが明らかになる

三つめは，子どもの治療中に親のADHDが明らかになるパターンである。子どもがADHDの治療を受けていて，「実は私もそうなんじゃないか？」というケースは臨床的にはそれなりに遭遇する。「全然気づかなくて，なんとか精いっぱい子育てをしてきたら，何かこの子は私の小さいときにものすごく似ている。学校でも適応できない。私のときはなんとかなったけど」という話をされる。

今は学校も大変であるから，何かあったらすぐに発達障害ではないかと介入はなされる。そうして子どもがADHDと診断して治療を受けているうちに，「私もADHDだったんだ。自分の生きづらさというのはそういうところにあったんだ」ということに気づいて，診断・治療につながる場合があるのである。ただ，このケースは，多くは児童精神科医が自身の外来診療の中で対応していくので，一般の精神科外来に受診することは少ないであろう。

☙実際の診療の流れ──筆者のクリニックの場合

それでは，筆者が行っている実際の診療の流れを，あるADHD患者の

診察という形で具体的に書いてみたい。
　ここで取り上げる症例については架空の症例であるが，一般的な平均的な訴えとしてまとめてみた。実際の診療上の参考にしていただきたい。

　花子さん　36歳女性　独身　婚姻歴なし。
　派遣業など事務職として働いていたが，ミスが多く人間関係もうまくいかずに退職，現在は定職につかずに実家で暮らしている。

　クリニックに電話がかかってくる。
受付：はい，どうされましたか。
患者：今日○○時から予約をとっているものですが，道がわからなくて遅れそうです，どうしたらいいですか？　診てもらえますか？（焦り口調で矢継ぎ早に聞かれる）

　クリニック到着。
受付：保険証はお持ちでしょうか。
患者：保険証……。えっと（と大きなカバンをごそごそ探り始める）えっと（焦りながら），あ，ありました！

　問診票を記入。
　細かいところにこだわりながら記入し，時間がかかる。

　いよいよ診察室へ。
医師：○○さん，どうぞ。
患者：どうも，こんにちは。
医師：はじめまして，医師の姜（きょう）と申します，今日はよろしくお願いしますね。
　　　先ほどの問診票に「ADHDではないか」と書かれていますが，いつからそう思われたのですか？
　　　（時期の確認を行う）

患者：えっと，前々から自分は忘れ物やなくし物が多いし，落ち着きもないし，おかしいなと思っていたのですけど，2年くらい前にテレビで「片づけられない女」とかごみ屋敷の番組があって，ADHDってのも見て，自分もそうかも！　って思ったんですよね。なかなか忙しくて受診できなかったんですけど，やっぱり診察に来ようと思って，予約がとれたので来ました。

医師：いままでこのことを相談したところはありましたか？

患者：ちょっと前にうつになって，近くのお医者さんに薬をもらっていたのですけど，そこで相談したら「わからない，ここでは発達障害の相談は受けていないし自分には診断はできない」って言われました。
（さすがに大人の発達障害なんてない，という医師はもういないようである，数年前まではそのような医師も存在していたが）
（大人のADHDには，うつ病や不安障害など合併症も多い）

医師：なるほど，それでADHDについてはどの程度ご存じですか？　テレビで見てから，本とかは読まれましたか？

患者：少し読みましたが，ネットとかが多いですね。

医師：なるほど，自分のどういうところがADHDと思われましたか？
（具体的な症状の確認を行う）

患者：片づけられなくて自分の部屋はぐちゃぐちゃだし，やる気が出ないし，言いたいこともまとまらないって言われるし。（と話が続く）
（しかし表情はそれほど抑うつ的ではない。ADHD患者でうつ病を合併している場合，表情の沈鬱に加えて，混乱・パニックなどの激しい情動の変化が現れることも多い。女性の場合は号泣する場合もある）

医師：なるほど。ではその症状は昔からありましたか？
（さらに併存疾患の鑑別では，いつから不注意症状などがあったかの確認も必要である）

患者：もう気がついた時から，です。子どもの頃から母には「あんたはいつもあっちこっちに物を散らかし，置きっぱなしにする」と叱られ続けてきましたから。

医師：そうですか。ところで，ADHDのことは以前通院していた医師以外の誰かに相談しましたか？ お母さんには今日ここに来ることは伝えましたか？

患者：いいえ，言っていません。どうせ言っても理解してもらえないし，前にうつでメンタルクリニックに通っていたときも，診察券を部屋の片隅に置いていたら通院がばれてしまったのですけど，「そんなの気持ちの問題よ」って言われただけだし。
（保護者と折り合いの悪いADHD患者は多い。しかし，その患者の「親が一方的に理解がなく自分を責め続けた」という訴えを，治療者は鵜呑みにしてはいけない。そのような保護者と会った場合，保護者自身の疾病理解が良い場合も多い。保護者も非常に悩んでいるのである。そして患者自身のセルフエスティーム〔self-esteem：自尊心〕の低下から保護者に対して非常に被害的に感じていることもしばしばである）

医師：ADHDなど発達障害の診断には，保護者さんから生育歴といってこれまでのお話を伺うことも必要なんです。どうでしょう，事情を説明してなんとか来ていただけないでしょうかね？
（本人の折り合いが悪い，という言葉で諦めずに，ともかく保護者の来院をお願いしていく。診断のためにも保護者来院の上，生育歴を聴取することが必要だが，保護者理解を進めて治療教育を行い，環境調整をしていくことは治療的アプローチからも有効なのである）

患者：わかりました……。なんとか言ってみますけど……。

医師：それではもう少しお話を伺いましょう。
今回，どういう目的で診断を受けたいですか。ADHDの場合，お薬も使うことはできますが，基本的に大人の発達障害は「治る」ものではありません。だから完治させる，っていうのはできないんですが。
（診断だけにとどまらずに，その先にある本人のニーズを探る）

患者：そうですね……。自分が今までいろんなことができなくて，責めら

れてきたし自信もなくしてきたけど，それが自分の努力不足じゃなかった，ってことがわかるだけでもなんとかこの先やっていけそうな気がするんです。もちろんいろいろ，うまくいく方法とかもアドバイスしてもらえたら嬉しいし，薬を飲むべきかどうかっていうのは私にはわからないので，先生の意見もまた聞きたいです。

医師：わかりました。もちろん，アドバイスはできますよ。まずは診断を進めていきましょう。これまでのお話をお母様から伺うのと，それから現在の状態をきちんと客観的に測定することが必要です。
これは各種チェックリストと，あと心理検査ですね。これを行います。

患者：今日ですか？

医師：チェックリストは，このあと待合室でつけていただきますが，心理検査は後日になります。連携しているカウンセリングルームがあるので，そちらへ紹介しますね。

患者：ここでは受けることはできないんでしょうか？

医師：予約がかなり埋まっていまして，お待ちいただければ可能ですが，2カ月程度になります。カウンセリングルームでも全世界共通の心理発達検査を行いますので大丈夫ですよ。

患者：わかりました，それではよろしくお願いします。

医師：では待合室でチェックリストをつけていただきますが，とりあえず本日はお疲れ様でした。それから今後の診察についてお伝えしたいことがあります。今日は30分程度ゆっくりお話を伺いましたが，次回からは5分程度の診察になります。

患者：ああ，待っているあいだ，みなさん短いなあと思っていました。

医師：もちろんお母さんが来られたときは，10分程度は時間をお取りできると思いますが。
（診断に向かうまでは，5分診察で1回の診察で質問は二つまで，などのルール設定はまだ伝えずにおく。一度にたくさんの情報を与えると混乱するので，少しずつ順を追って伝えていく）

診療場面をイメージしていただけただろうか。実は筆者自身も顕著なADHD特性を有している。筆者自身の心理検査所見なども巻末に掲載(**付録3**〔p.135〕)して後述しているので，後ほど参考にしていただきたい。次章ではADHD患者に見られる細かな具体的症状についてADHD特性をもつ者として，筆者自身の体験談も交えながらさらにくわしく解説していきたい。

第3章

大人のADHDで見られる症状

不注意症状——物をなくしたり,置き忘れたりする

　それでは「大人のADHD」に見られる細かい症状について述べていきたい。

　ADHDの障害は,しばしば小児期から成人期まで継続するが,小児,青年,成人と症状は移り変わっていく。思春期・青年期になって非常に問題になってくるのは,自尊心が低いということである。そのため,子どもの場合,早期診断が絶対的に必要になる。思春期になって,自尊心が低く,二次障害が起こって,自分はもうダメだという状況になってからでは遅いのである。

　成人に多く見られる症状として,不注意症状がある（**表2,付録1-1**〔p.124〕）。多いのは「注意を持続するのが困難」「やる気がなく先延ばしにする」「仕事が遅い,非効率的」「時間管理が下手」「業務完遂が困難」「物をなくしたり,置き忘れたりする」といったことである。

　筆者自身もADHDの傾向があるため,先延ばしをしたりするということはよくある。また,物をなくしたり,置き忘れたりするということもある。最近も銀行に入り,買ったシュークリームをATMの上の棚に置いて,お金を下ろすのに非常に満足し,シュークリームを忘れたという経験があった。

　ただし,いろいろな具体的な対応法はとりやすく,生活スキルのほうでなんとかしていくことは可能である。しかし,それは社会的に適応できる

表2

成長に伴う不注意症状の変化 [1-3]

不注意に関してはある程度症状が代償されるので，訴えない成人が多い

DSM-IV 不注意に関する症状
- 注意を持続するのが困難
- 気が散りやすく，忘れっぽい
- 人の話を聞かない
- 指示通りの行動ができない
- 整理整頓ができない
- 物をなくしたり，置き忘れたりする

成人に多く見られる症状
- 注意を持続するのが困難（会議，読字，事務処理）
- やる気がなく先延ばしにする
- 仕事が遅い，非効率的
- 支離滅裂
- 時間管理が下手
- 業務完遂が困難
- 物をなくしたり，置き忘れたりする

1. American Psychiatric Association, DSM-IV TR, 2000.
2. Adler L, et al. *Psychiatr Clin N Am*, 27：187-201, 2004.
3. Weiss M, et al. *ADHD in Adulthood：A Guide to Current Theory, Diagnosis and Treatment*, 1999.

ような状況で対応していかないといけない。だから，時には諦めるということも大事である。「大事なものさえ忘れなかったらいいじゃないか」と思うことも大切であると考える。先ほどの例で言えば，シュークリームなどを忘れても，お金やカードを忘れなくてよかった，と考えることである。

ADHDの人はカバンが大きい人が多い。物を忘れないために，何でもかんでも突っ込むのである。筆者自身もカバンは結構大きく，何でもかんでも入れている。そのため，中はグチャグチャである。しかし，シュークリームを買って，それを中に入れようとまでは思わない。逆に，中に入れられないぐらいのものだったら忘れてもいいものだというぐらいの考えで日々過ごすのも大切ではないだろうか。

表3

成長に伴う多動症状の変化 [1-3]

落ち着きのない状態が減弱する

DSM-IV 多動性に関する症状

- ◆ 過剰におしゃべりをする
- ◆ 体をもじもじしたり，よじ登ったりする
- ◆ 静かに遊んだり，課題に取り組むことができない
- ◆ 「あちこち動き回ったり」，体をそわそわさせる
- ◆ 走り回ったり，よく考えずに行動したりする

成人に多く見られる症状

- ◆ 過剰におしゃべりをする
- ◆ 内的な落ち着きのなさ
- ◆ 「感情が高ぶる」
- ◆ 自ら多忙な仕事を選ぶ
- ◆ 薬やアルコールによる「自己治療」
- ◆ 目的のない動き（貧乏揺すり）

1. American Psychiatric Association, DSM-IV TR, 2000.
2. Adler L, et al. *Psychiatr Clin N Am*, 27：187-201, 2004.
3. Weiss M, et al. *ADHD in Adulthood：A Guide to Current Theory, Diagnosis and Treatment*, 1999.

多動症状——自ら多忙な仕事を選ぶ

　多動症状（**付録1-2**〔p.125〕）も多く見られるが，子どもと大人では変わってくる（**表3**）。子どもの時期に比べ，空間的な多動というのは基本的に落ち着いてくる。よじ登ったり，あちこち動き回ったり，走り回ったりといったことは落ち着いてくるが，成人においては，「過剰におしゃべりをする」などの内的な多動症状が見られる。

　「内的な落ち着きのなさ」「自ら多忙な仕事を選ぶ」という部分も，大人のADHDで多動症状が見られるタイプの場合，かなりみとめられる。筆者自身もある。これは，同じことをしばらく続けていると，飽きて新しいことをどんどんやりたくなってくるからである。筆者自身の体験で言えば，開業して8年になるが，このまま開業医だけずっとしていてもつまらない

と思い，衝動的に東京の物件を契約してカウンセリングルームを開いたり，会社を設立するなどいろいろな活動をして，多忙を自分で選んでしまっているという状況がある。

ただ，何かで代償するということも大事である。例えば子どもの場合，治療的なアプローチとして，運動や部活で，サッカーをさせたり，野球をさせたりする。多動を薬で抑えるのではなく，多動を昇華させてあげるという発想が必要なのである。大人でも同様である。多動を何かで代償してあげる。筆者は趣味でトライアスロンをやっている。仕事を選んだり，趣味などで，多動のエネルギーをどこか社会適応できる方向に振り分けていかないといけない。それができないという人の場合が，「薬やアルコールによる自己治療」に走ってしまう。薬というのも違法なドラッグなどに頼ってしまうということである。

さらに，「目的のない動き」で，貧乏揺すりなどもよく見られる。

衝動症状──順番を待てない

成人の場合，衝動性はより深刻な結果を招くことが多い（**表4，付録1-2**）。すぐに些細なことでカチンとくる。診療場面でも，衝動性のある大人のADHDの人はこういう「易刺激性，短気」な人が見られる。待合室でも待つことができず，イライラしている。そういった人は，診察室に入ったらゆっくり話をしてあげて，「こういう理由で待っていただいていたんですよ」と言うと，「わかりました」と言ってくれる。

また，「衝動的に転職」する人もいる。家族に相談なく急に仕事をやめたりしてしまう。

「運転中のスピードの出しすぎ，交通事故」「喫煙，カフェイン摂取」「危険なセックス」などもある。大人になるとやれることがいろいろ増えてくるだけに，突拍子もない行動に出たりして社会的に問題となることが出てくるのだ。

交通事故に関しては，衝動性の中にあげたが，不注意でも交通事故は起

表4

成長に伴う衝動症状の変化 [1-3]

成人期の衝動性はより深刻な結果を招くことが多い

DSM-IV 衝動性に関する症状
- うっかり答を口に出す
- 順番を待つことができない
- 他人に口を挟んだり，邪魔をしたりする

成人に多く見られる症状
- 易刺激性・短気
- 衝動的に転職
- 運転中のスピードの出し過ぎ・交通事故
- 喫煙・カフェイン摂取
- 危険なセックス

1. American Psychiatric Association, DSM-IV TR, 2000.
2. Adler L, et al. *Psychiatr Clin N Am*, 27：187-201, 2004.
3. Weiss M, et al. *ADHD in Adulthood：A Guide to Current Theory, Diagnosis and Treatment*, 1999.

こる。ADHDの人はぼんやりしているので，不注意で事故を起こす。ADHDの人は運転に気をつけないといけないし，事故を繰り返す人は運転をしないくらいの気持ちの切り替えが必要であろう。

　筆者もたまに事故を起こしてしまう。動いている車に突っ込むということはないが，家族で乗っていてイオンの駐車場で物損事故を起こしてしまったことがあった。阪神ファンということもあり，金本の応援歌をみんなで歌っていたのだ。機嫌が良くなり，歌うのに夢中で，そのまま車を走らせ，横から走ってきた車に気づかずにぶつかったという大変な迷惑事故を起こしてしまった。もちろん全額弁済した。そんな大きな事故ではなかったのが不幸中の幸いであった。ただし，大事故を起こしたことはない。不注意タイプの人は，スピードを過剰に出して大事故を起こすことはない。

　不注意というのは本当に気をつけないといけない。自覚して，運転に集中すればいいのである。成人の診療をしている方がよく勘違いすることがあるが，ADHDの人は集中力が欠如しているわけではない。あくまでも集中力のアンバランスなのである。自分がここは集中しようと思ったら集中できる。興味のあるものには集中できるのである。だから，一般の精神

科の先生によく，「あの人は自分の好きなことになったら，ものすごく集中する。ADHDというのは集中できない病気だろう。それだったら，その人はADHDとは違うよな」と言われることがあるが，自分の興味のあることにはものすごく集中できるというのはADHDの症状なのだということを理解してもらわないといけない。意外と誤解されている先生が多いように感じている。注意欠如といったら，本当に注意がないと思っている。そうではなくて，注意のアンバランスという部分が問題であるということを強調したい。

ADHDが原因で学業・業務成績不振に

　ほかの臨床症状についても引き続き述べたい。
　成人期のADHD患者には，「学業・業務成績不振」が多く見られる。もちろん，その原因は複数考えられる。「仕事や約束の時間に遅れることが多い」「頻繁に物を置き忘れる」ために，学業・業務成績不振につながることもある。外来診療の場合，予約時間を間違え，すっぽかすADHD患者は多い。昔は切符を忘れたりすることが多かったが，今は東京でいうとSuicaなどの普及で，切符をなくすという部分に関してはADHDの人はすごく生きやすくなった。さらに，筆者は東京に来てびっくりしたのが，関西のPiTaPaが東京でも使えるようになったことである。いろいろなカードを持ち歩かなくてすむようになったので，ADHDの人にとっては生きやすい世の中になった。
　「締め切りに遅れることが多い」ということも業務成績不振の原因になる。締め切りがない仕事は延々と先延ばしをしてしまう傾向があるので，ADHDの人に「いつでもいいよ」と言ってはダメである。「いつでもいいよ」というのは永久にしなくていいということになる。何か設定しないといけないし，締め切りを設定するのが無意味だったら，横で監視をして，タスクを完了してもらうなどの，具体的な行動設定をしないといけないのである。筆者もこの本を執筆するにあたり，締め切りがないので非常に苦

表5

成人期 ADHD 患者に多く見られる症状[1-3]

学業・業務成績不振
- ◆ 能力のわりに学業成績が悪い
- ◆ 締め切りに遅れることが多い
- ◆ 頻繁に物を置き忘れる
- ◆ 仕事や約束の時間に遅れることが多い

情緒不安定
- ◆ 感情を爆発させやすい
- ◆ 常に失敗をしているためやる気をなくしやすい
- ◆ 自尊心が低い

1. Searight RH, et al. *Am Fam Physician*, 62：2077-2086, 2000.
2. Adler L, et al. *Psychiatr Clin N Am*, 27：187-201, 2004.
3. Weiss M, et al. *ADHD in Adulthood：A Guide to Current Theory, Diagnosis and Treatment*, 1999.

労した。星和書店の会議室にお邪魔させてもらい，ゆるい監視のもとで執筆させてもらうことでなんとかクリアすることができた。

「情緒不安定」も多く見られる。「感情を爆発させやすい」「常に失敗しているためやる気をなくしやすい」「自尊心が低い」といったことから起こる。この辺はどちらかというと二次障害的な部分である。二次障害も中核症状と同じく，もしくはそれ以上にケアが必要なのである（**表5**）。

しっかりした人間関係を築けない

　二次障害の症状についてさらに述べていきたい。
　「しっかりした人間関係を築けない」というのもADHDの特徴である。その原因として「傾聴する能力が低い」ということがあげられる。ADHDの人は，「自分が」「俺が」となってしまう。相手の話を聞くことが大事になってくる。しかし，いくら相手の話を聞きましょうと言っても，

聞けない人は聞けない。そこで「話を聞くときは，相手の興味のあるポイントを探しましょう」といったアドバイスをすることにしている。相手の興味のあるポイントを探し，自分の興味につながれば，すごく集中力を発揮するのである。

「気が短い」「社会的スキルが不十分」で人間関係が築けないということについて言えば，社会的スキルを積んでいけば対応できるようになる。

一方で，「適応障害」により人間関係が築けないケースもある。「お金の管理が下手」「過剰な借金を抱えている」「患者本人および家族の日常生活が崩壊している」「物質乱用問題がある」。これらは本当に大変なことである。ADHDの人には，借金問題を抱えている人が相当いる。無計画にお金を使うのである。しかし，この問題をこじらせているのは，親が借金を肩がわりしたりしているケースである。本人は危機感もないまま，ずっと親に頼り続けている。親は尻ぬぐいをし続ける。いよいよダメだとなって，クリニックに相談に来るのである。ADHDにかかわらず，臨床家なら一定数経験しているのではないだろうか。そしてこのような金銭問題を抱えるケースの場合，中核にADHDがある場合が相当あるということを臨床家は意識したほうがいいということである。そして親御さんには，「肩がわりをしている以上は治りませんよ」という話をしていくしかない。そうして借金を整理し，専門家を入れて解決していくということが必要になってくる。同時にADHDについて診断を進め，理解してもらい，具体的な対策を立てていくのである（**表6**）。

できるだけ多くの症例を診ることが大事

大事なことは，成人期，大人のADHDの症状は，子どもや青年とは異なった形で発現することが多いという認識をまずもつことである。成人期では，不注意症状はより大きな影響を伴って持続するし，多動症状は時を経るに従って減弱するが，違う形で出現する。だから，「多動は落ち着きますよ」と専門家は言うものの，違う形で出てくるので要注意であるとい

表6

成人期 ADHD 患者に多く見られる症状 [1-3]

しっかりした人間関係を築けない
- 傾聴する能力が低い
- 友人関係の構築・維持が困難
- 気が短い
- 怒ると，口汚い言葉を使うことがある
- 社会的スキルが不十分

適応障害
- お金の管理が下手
- 過剰な借金を抱えている
- 患者本人および家族の日常活動が崩壊している
- 物質乱用問題がある

1. Searight RH, et al. *Am Fam Physician*, 62：2077-2086, 2000.
2. Adler L, et al. *Psychiatr Clin N Am*, 27：187-201, 2004.
3. Weiss M, et al. *ADHD in Adulthood：A Guide to Current Theory, Diagnosis and Treatment*, 1999.

うことになる。

　成人の ADHD の症状を複数書いてきたが，診療の中で，この症状がいくつあって，この症状がいくつあって，というようなチェックリスト的に使うということは，日々の診療の中では現実的にはできない。うつ病診療でも同様ではないだろうか。うつ病診療にチェックリストを厳密に使っている精神科医はあまりいないのではないか。患者と会って，この人は抑うつ感がこれぐらいあるから，感覚的に社会適応ができないというところを判断して，「あなたはうつ病だね」といって治療している。

　大人の ADHD の現症確認というのも，やはり症状を首っ引きで見るのではなく，症例をできるだけ多く診ることによって，だんだん見えてくることがあるのだ。この人は ADHD の症状がある，ADHD っぽいということがつかめてくるのである。あくまでも先ほど述べた症状というのは，勉強するときに，こういう症状があるのだというぐらいでとどめておいてほ

しい。あとは，症例を多く診ていく中で現症把握や診断のスキルを向上させるということを意識していただきたい。

第4章 ADHD支援の全体的な枠組み

医療機関内で行う治療的アプローチ

　これまで具体的な診療場面,症状の種類について述べてきた。ここでADHD支援の全体的な枠組みをもう一度整理しておきたい(**図7**)。

　ADHD患者に対する精神療法的アプローチには,時間経過的な段階での分類と,用いる手法の分類,つまり縦軸と横軸の考え方が大切である。

　縦軸については,時間軸として以下の3段階からなる。

①初診
②診断過程
③診断後

横軸については,アプローチ方法として以下の3段階からなる。

①支持的・受容的アプローチの精神療法
②具体的生活指導による精神療法
③認知行動療法

　むろん,この横軸の3手法はそれぞれが独立しているわけではなく,相互補完的に絡み合っていることはいうまでもない。
　以下に詳述していく。

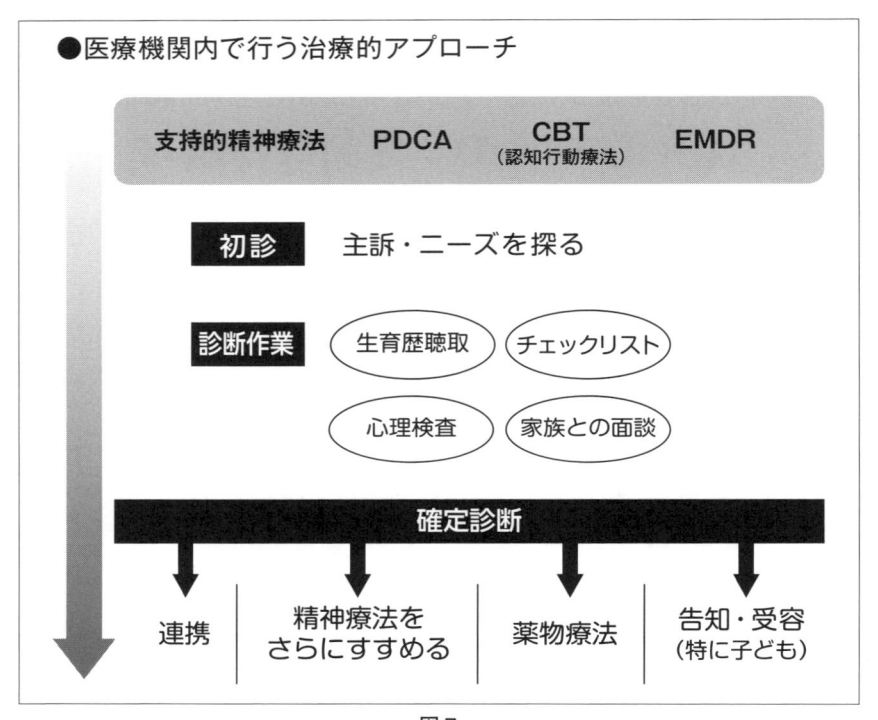

●医療機関内で行う治療的アプローチ

支持的精神療法　PDCA　CBT（認知行動療法）　EMDR

初診　主訴・ニーズを探る

診断作業　生育歴聴取　チェックリスト
　　　　　心理検査　家族との面談

確定診断

連携　｜　精神療法をさらにすすめる　｜　薬物療法　｜　告知・受容（特に子ども）

図7

時間軸としての治療

❀初診——診断後まで見据えて目標設定を行う

　初診から診断以前の段階では，まず来院時主訴と，今後どうしたいか，治療に期待することの確認を行う。診断以前に，診断後の関わりまで見据えて，本人と目標設定を行うのである。目標設定なき診断のみの関わりは無意味である。

　初診では，大人の ADHD 患者のほとんどが「自分は ADHD ではないか」「配偶者が ADHD ではないか」との主訴で来院する。中には，「考え

がまとまらない」「ミスばかりする，うつ病ではないか」との主訴で来院し，話を聴いていくうちに ADHD として治療にフォーカスをあてるべきことに医師が気づくパターンもある．しかしこれは稀である．

　また，同じ大人の発達障害についても，「大人の ADHD」患者と「大人の自閉症スペクトラム障害」患者において，主訴についてある違いが認められる．

　ADHD であろうと自閉症スペクトラム障害（アスペルガー含む）であろうと，多くの大人の発達障害患者は自閉症スペクトラム障害より ADHD の診断名を好む，ということである．よって主訴も，「大人のアスペルガーではないか」というものより，「大人の ADHD ではないか」というものが多く見られる．

　これはひとえにパブリックイメージの問題があげられよう．大人の ADHD と言えば，黒柳徹子や長嶋茂雄など，「有名人も ADHD でした」的に，その才能を輝かしく報じられることが多い．上記にあげた著名人はいずれも診断は受けておらず，その特徴的な言動から，発達障害特性との関連を指摘されているにすぎない[3,4]．

　さて，主訴の確認が終われば，何のために診断するのか，診断した後にどう関わるのか．この部分について事前に患者と目標の共有を行う．これはもちろん発達障害に限ったことではない．一体何をしてほしいのか．診断をしてほしいのか，それとも診断してその先に何かやってほしいのか．それは医療ができることなのかという部分を共有することは重要である．

　先ほど紹介した例では，「診断しても治療法がないことはわかっています．でも，診断されることによって，今まで自分ができなかったこと，どうして，なぜと自分を責め続けたことについて，納得ができると思うのです．そして，自分自身がどのようにすれば生きやすくなるのか，自分自身の診断を通じて探していきたいです」と初診時に答えられた．ここまで明確に診断への動機づけがなされているケースは珍しいが，ともかくこの点について，しっかり確認した上で，次のステップに進んでいくことが必要である．

　初診では，「私は ADHD ではないか」と言って来た人の主訴を鵜呑み

にして「あなたはやはり ADHD ですよ」と決めつけて診断・治療を進めていかない，ということが大事であろう．

　第1章の歴史的変遷で述べたように，大学病院で筆者が治療していたときに，大人の ADHD の第一次ブームがあった．今，日本で言うと第二次ブームと言えるであろう．その第二次ブームの先鞭をつけたのは，おそらく星野仁彦先生のベストセラーになった『発達障害に気づかない大人たち』[2]であろう．それらの本をはじめ，社会的な情勢，発達障害者支援法の施行から一定年数が経ったことなどが，今のブームにつながっていると考えられる．

　ただ，何でもかんでも発達障害としてはいけない．10年以上前に，『片づけられない女たち』[10]の余波があり，「私は ADHD だ」と言って来られる人が多かったが「あなたは ADHD ではないですよ」「それはうつの症状ですよ」というのが結構あったのである．今の状況ではわりと，患者の診断――患者の診断という表現も変であるが――自己判断の精度は結構上がっている．みんなが専門家並みの医療情報を仕入れる時代になったからであろう．インターネットが普及したことや，発達障害に関する報道が増えたということも要因としてあげられよう．また，患者が本やテレビから受動的にというだけではなくて，能動的に情報をキャッチしていける時代になり，しかもその情報もかなりの正確度をもってくるようになってきたというのが大きいのではないかと筆者は考えている．

❀診断過程――生育歴聴取は診断に必須

　診断作業は，各種ツールを使った症状査定，生育歴聴取，心理査定などにより行う．生育歴聴取などは発達障害の診断には必須となるが，そもそも大人の ADHD 患者が医療機関を受診する場合，「非常に困っている」から受診するのであって，その困りごとの中に，「親と折り合いが悪い」ことが含まれていることも多い．この場合は親の協力が得られず，診断はかぎりなく難しくなる[8]．

　患者からの病歴聴取には時間がかかるが，事前にメモにまとめていただ

く，もしくはメールしてもらうことにより，診療時間の短縮化と効率化が可能である。

❀診断後――公的サービスの利用，連携を考える

診断後には，生活支援と経過観察，自立支援医療，精神保健福祉手帳など福祉的支援の連携，発達障害者支援センターやカウンセリングルームとの連携が欠かせない。重症度に応じて，公的サービスの利用を考慮し，連携を模索する必要がある。

横軸としての精神療法的アプローチ

横軸についての③の精神療法的アプローチについてそれぞれ紹介しよう。

❀支持的・受容的アプローチの精神療法

これまでのつらい傷つき体験に寄り添う，受容的な傾聴を中心とした精神療法は，大人のADHD患者のみならず，精神疾患を抱える患者については中心となるアプローチである。具体的には，親理解，配偶者理解など家族への理解や職場への理解を求めていく，環境調整を行う，などである。

しかし，散々困り果てて医療機関を訪れる大人のADHD患者の場合，自分の特性は十分に自覚しており，「わかっているけど，どうしたらうまくいくのかわからない」心理状態である。このような場合，患者の心情にただ寄り添うだけの精神療法的アプローチはなんの役にも立たない。より具体的な行動改善への支援策が必要になる。

❀具体的生活指導による精神療法

なくし物や忘れ物，タスク処理ミスなどに対する，具体的行動改善アプ

ローチ（構造化，ルール作りを含める）が必要である。

　筆者が経験した症例を紹介する。一人暮らしの独身女性で，OL として仕事をしていた。カバンや自室は整理できない。毎朝，鍵がどこにあるのかわからなくなり，30 分以上探すこともしばしばである。毎日同じことを繰り返すので，激しく自己嫌悪に陥ってしまう。

　このような場合，「鍵が見つからないと大変ですね，おつらいでしょうね」とただ心情に寄り添うだけの精神療法的アプローチはなんの意味もなさないのは当然である。

　筆者は，具体的改善方法について，彼女と一緒に考えた。この場合は，百均ショップ（100 円均一の店）で鍵をかけるフックを買ってきて，マンションのドアの裏，目の高さに貼るように指導した。そして，帰宅後に鍵をあけてからその一連の動作で，フックに鍵をかけてしまいましょう，とルール作りを行った。次回受診時，彼女は目を輝かせて「鍵を失くさなくなりました！」と語られた。一つの行動改善により，失われていた自信も回復されたのである。

　これは 1 回の行動改善指導でうまくいった例であるが，もちろんうまくいかない例もしばしばある。この場合は，PDCA サイクルを繰り返すのである。PDCA サイクルとは事業における製品品質管理において用いられる用語である。**P**（Plan：計画して），**D**（Do：実行してもらい），**C**（Check：うまくいったか一緒にチェックして），**A**（Action：うまくいかない部分はまた改善する），この一連のサイクルを機械的に繰り返すのである。大人の ADHD 患者は度重なる失敗体験に深く傷ついているが，このような「機械的なサイクル」に淡々とのせることで，一喜一憂せずに行動改善策を模索することができるのである。

❋認知行動療法

　行動改善も順調に進んでいるかに見えるが高すぎるハードル設定に自らを苦しめる場合，もしくは度重なる失敗に対して強い自己否定などの「ネガティブなスキーマ」が問題となっている場合，認知行動療法（cognitive behavioral therapy：CBT）が有効である．保険診療でも認知行動療法は請求できるが，算定の条件は厳しく，心理カウンセリング療法との連携が適切であろう．

　精神療法において補足すると，トラウマやフラッシュバックを認める患者の場合は EMDR という治療もある．最近テレビなどでも取り上げられることが増えてきたのでご存じの方も多いかもしれない．EMDR というのは，eye movement desensitization and reprocessing（眼球運動による脱感作と再処理法）の略称で，眼球運動を誘発することによって脳の情報にアクセスして，情報を整理することによってトラウマを処理していくという治療法である．そのトラウマの意味づけを変えていくというところで，リフレーミングという部分にも共通するようなところもある．

　日本 EMDR 学会でのトレーニングを受ければ，臨床で使用することが可能である．筆者も Part1 トレーニングを修了している．

症例が集積されてきている薬物療法

　治療としての薬物療法に関しては，子どもの ADHD については，アトモキセチン（商品名：ストラテラ）と，徐放型メチルフェニデート（商品名：コンサータ）という二つの薬物が使用可能である．うち大人にも使用できるのはアトモキセチンである．もう一剤の徐放型メチルフェニデートに関しては，治験が終了し，成人への適応追加を申請中である．

　アトモキセチンは，どんどん症例数が各臨床現場で集積されていっている．2011 年の 8 月に発売された薬であり，すでに 100 例近く使っているという医師もいるようである．筆者が日本精神神経学会で発表したデータでは，2013 年 5 月発表当時で 31 例あった．

　もう一剤の徐放型メチルフェニデートは，18 歳未満の小児 ADHD に適応がある．しかし，18 歳未満から徐放型メチルフェニデートを使っている患者の場合は，18 歳を超えても継続して使用することが可能である．

そのため，当院でも 18 歳を超えて服用している患者が存在する。

薬物の具体的な使い方，留意点については第 6 章以降で紹介したい。

発達障害支援センターなど外部との連携

　ADHD の治療の場合，医療機関外との連携もしくは患者本人の自助努力を育てていくという視点は大切である。この自助努力という考え方は，すべての精神疾患にも当てはまるのではないかと思うが，発達障害の場合は特に強調したい。「お医者さんが私を治してくれる，なんとかしてくれる」「カウンセラーが私をいい方向に導いてくれる」というのではなくて，あくまで医師やカウンセラーは，「あなたが進むべき方向はあっちの方向ですよ」ということを患者と一緒に決めて，「こういう方法で行ってみたらどうですか」ということをガイドするだけの役割である。その目的地まで一緒について行くことはできないのである。そこの目的地まで行くには，患者本人に「ちゃんと歩いていってくださいよ」と言うことが大事になってくる。何でもかんでも医師任せ，カウンセラー任せでうまくいくわけはないのである。

　ただ，もちろんその途中経過ごとに，旅のガイドは必要である。そういう人たちに「こういう人が中間地点に行きますのでよろしく」ということで情報を渡していかないといけない。それが各都道府県にある発達障害者支援センターである。2005 年に発達障害者支援法が施行され，連携できるようになっている。

　外部との連携ということでは，自助グループとの連携もある。自助グループに参加して，仲間たちで支え合う，サポートしていくということは，大人の ADHD 患者がよりよく生きていくために有効である。関西には「発達障害をもつ大人の会」というものがあり，筆者もアドバイザーとして関わっている。自助グループは社会資源として活用できるポイントになる。

カウンセリング療法を活用する

　医療以外の部分で活用できるもので，カウンセリング療法がある。患者の中には，支持的な精神療法，受容的なアプローチという部分において，私のこのつらい気持ちをただただ聞いてほしい，これまでの傷つき体験に寄り添ってほしいという人も存在するし，もしくは考えがなかなかまとまらないという人に関しては一緒に時間をかけてじっくり考えながら話をまとめていくということも必要である。時間をかけたカウンセリングは，医療ではなく心理機関もしくは心理職と連携して提供していかねばならない。心理カウンセリングは，約1時間がスタンダードである。最近は30分というカウンセリングもあるようである。ともかく現状の医師不足，医療崩壊の状況では，医師が1時間もかけてカウンセリングをする余裕はなく，こうした連携も欠かせないのである。

親族・職場の上司の理解を図る

　連携ということでは，本人のベースの部分，配偶者，親，職場，兄弟なども大事である。結婚している人なら配偶者，結婚していない人なら親に理解してもらう。ただし，発達障害で困っている人というのは，二次障害を来している。この中には，当然，親から理解されなかった，親とものすごく折り合いが悪いという人も多い。そのため，生育歴をとるときに「親は来られません」という人は多い。親に言っても，「またおまえは病気に逃げているだけだ」と言われたりしてしまう。なかなか難しいが，親のほうが先に死ぬのがスタンダードだということで，「それはもう仕方ないよね。あなたは結婚して自分の家庭を築いて，配偶者に理解してもらったら，それでいいじゃない」という話をすることもある。

　実際に親との関係がこじれている人もいたが，そういった人でも，婚約者にもクリニックに来てもらってお話しして，理解してもらい，治療がう

まくいったケースを筆者は経験している。親との関係性を修復することにこだわる必要はない。

　職場について述べたい。上司がわざわざクリニックに来てくれて話し，理解が進むというケースはもちろんある。職場の人にわかってもらえると，スムーズにいく。本人の上司に「先生，俺もADHDだ」ということを言われ，話が和やかになり，理解が進んでいったというケースも筆者は経験している。

　以上，大人のADHDの診断・治療というのは，縦軸の時系列の流れと，横軸の精神療法がかみ合いながら進んでいくものだということを理解してほしい。
　大人のADHDの診断・治療はややこしいと思われていると述べたが，実は全然ややこしくない。全部ここに当てはまるからである。もちろん支持的精神療法をとったり，行動療法的にPDCAサイクルを回していったり，認知行動療法をしたり，EMDRをしたり，各ドクターの判断と状況によって，組み合わせながら精神療法を進めていけばいいのである。

子どもに対する告知・受容の問題

　医療機関で行う治療的アプローチで，大事なことは確定診断である。確定診断をして，連携を進めるのか，精神療法をさらにするのか，薬物療法をしていくのか。告知・受容というところは避けて通れない。特に子どものADHDの診断治療において，告知・受容の問題は大事である。子どものADHDの治療と大人のADHDの治療において，大きな違いがあるとするならば，この告知・受容の段階である。特に6歳，7歳で診断を受けたADHDの子に，「君はADHDだよ」と告知して，受容してもらうというのは大変である。子どもの場合は，告知するタイミングは大体中学生に入ってからといったことが，臨床的にも研究的にも多いということが言われている[16]。

では，大人の場合に関して，この告知・受容について考えてみたい。大体がすんなり受け入れてもらえる。すでに「私はADHDじゃないか」と診断を求めて来る人が多く，告知してあげると，むしろホッとするぐらいであるから，受容もスムーズにいくのである。みんな腑に落ちる。先ほど述べたADHDの診断をする三つのパターンで，「私はADHDじゃないか」といって来るパターン，併存疾患の治療を進めている中で中核のADHDの部分が明らかになるパターン，子どものADHDの診療を通して親が「私はADHDじゃないか」と思うパターン，どれも腑に落ちるというのは共通している。「自分の生きづらさというのはADHDによるものだったんだ」というようにすんなり受け入れることができる。「私はADHDとは違います」と抵抗された例はほとんどない。

ADHDとアスペルガーについて

　ただし，同じ発達障害でも，アスペルガーになると別である。「アスペルガーと診断されたくない」と言う人は多い。筆者は，子どものADHD患者の保護者で，その人自身が診断してほしいと言うので，診療したケースが複数ある。その中には，ADHDももちろんあるが，アスペルガーもあった。そうして「あなたはADHDもあるけど，アスペルガーも入っている」と言うと，「私はアスペルガーとは違う」ということで非常に怒られる場合がある。「そのように，診断にこだわるところがアスペルガーだ」と言いたいのであるが……。要はなんで嫌がるかと言うと，前述したようなパブリックイメージの問題があろう。パブリックイメージが，はっきり言ってアスペルガーは悪い。ADHDはいい。

　アスペルガーが悪いのはやはり犯罪報道による。ADHDの人が犯罪を起こしたという報道はほぼない。筆者は聞いたことがない。もちろん何か犯罪を起こした人のベースに，よくよくその人の生育歴やそういうのをひもといていくと，この人はADHDだったんだろうなと思うことは多々あるが，そのようなものが報道されることはない。

お笑い芸人など，ADHD特性をもっている人たちはかなりいるように感じる。なかには不幸にも薬物依存で逮捕される人もいる。芸人のダジャレのひらめきとか，ぽんぽん発想が転換して頭のすごくハイパーアクティブなところというのは，ADHDに独特のものである。そのような人が薬物依存になってしまった，坂道を転げ落ちるようになったというのは，行為障害や反社会性パーソナリティ障害など，併存疾患を生じてしまい，人生が悪い方向に行ってしまったなと感じるケースがしばしばある。

　結局，そういうADHDのネガティブな側面はあまり報道されない。ADHDというのは何か才能があると捉えられる。例えばエジソンもADHDだったと言われるし，ウォルト・ディズニーもADHDだったとか，日本でいうと黒柳徹子，オリンピックのスイマーでいうとマイケル・フェルプスはADHDをカミングアウトしている。ADHDはパブリックイメージがすごくいい。

　一方，アスペルガーというのは，昔，「人を殺してみたかったから殺しました」という愛知県の事件（注：2000年5月1日に愛知県豊川市で起きた，少年による主婦殺人事件）があったが，アスペルガーの人は罪を犯すという悪いイメージがついている。社会的なデータではそんなことは全くない。アスペルガーの人はむしろ加害者よりも，いじめなどの被害者になることのほうがよほど多いのである。ただ，パブリックなイメージとして，アスペルガーというのは非常に悪い。これは当事者団体が何回も抗議をしている。そういう誤解を招くような報道はやめてくださいと学会も言っている。それは社会に染みついてしまって，子どものアスペルガーの人を診断して，親御さんに告知するときに，「うちの子は犯罪とか，犯してしまうんでしょうか」というのを切実に言われることも経験している。その場合「そんなことはないんですよ。アスペルガーの子はむしろ被害者になることのほうが多いんですよ」と説明するようにしている。

　前述のようにADHDというのは，大人に関してはわりとすんなり受け入れてもらいやすい。そういった意味では，発達障害の中でもやりやすい。発達障害の人は行動設定の中にがっちりはめ込んでしまうと，それをしっかり守ってくれるのである。設定を守り，うまくいったという成功体験を

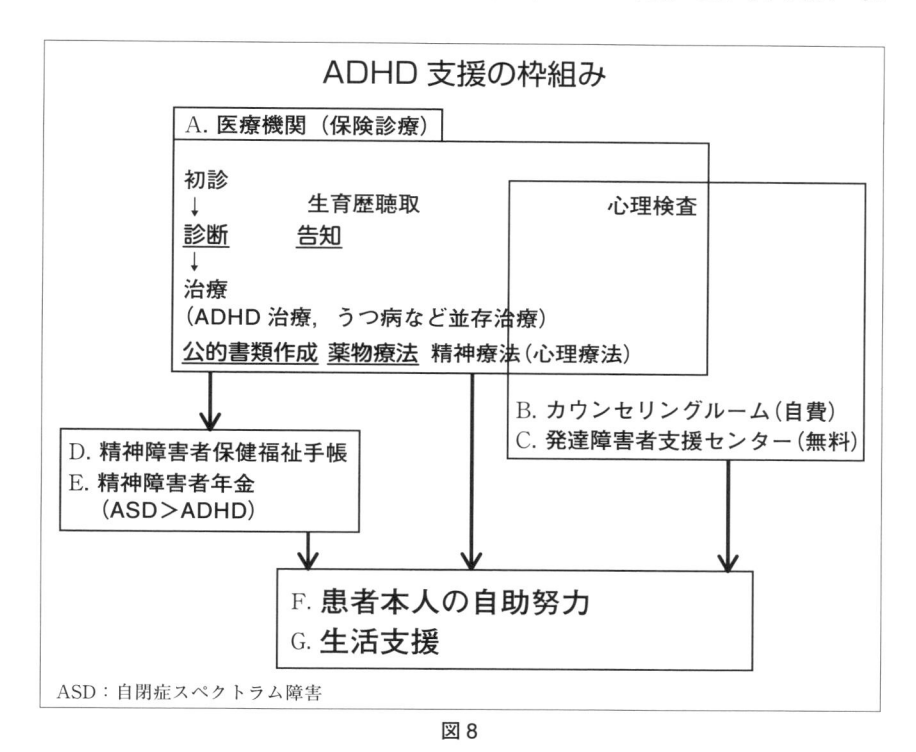

第4章　ADHD支援の全体的な枠組み　51

```
ADHD支援の枠組み
┌─────────────────────────────────┐
│ A. 医療機関（保険診療）           │
│                                  │
│ 初診          生育歴聴取    ┌──────────┐
│ ↓                           │ 心理検査  │
│ 診断          告知          │          │
│ ↓                           │          │
│ 治療                        │          │
│ （ADHD治療，うつ病など並存治療）│          │
│ 公的書類作成 薬物療法 精神療法（心理療法）│
│                             │          │
│        ↓                    │ B. カウンセリングルーム（自費）
│                             │ C. 発達障害者支援センター（無料）
│ D. 精神障害者保健福祉手帳    │          │
│ E. 精神障害者年金            │          │
│    （ASD＞ADHD）            │          │
│        ↓          ↓         ↓
│        ┌──────────────────────────┐
│        │ F. 患者本人の自助努力    │
│        │ G. 生活支援              │
│        └──────────────────────────┘
│ ASD：自閉症スペクトラム障害
└─────────────────────────────────┘
```

図8

共有することによって，どんどん診察がスムーズになっていくので，これほど精神療法をやっていてやりやすい疾患もないのではないかと，筆者は考えている。

医師でないとできないもの，医師以外でもできるもの

　ADHDの支援の枠組みを，図8に提示した。
　図8のAの部分，医療機関内，保険診療で行える治療として精神療法と薬物療法があり，そのほか診断書や情報提供書の作成，そして心理検査も保険請求が可能（WAIS-Ⅲにて450点）である。

診断書や情報提供書作成は，他機関との連携のために必要となる。医師と公的機関，連携機関をつなぐものである。
　図8のAの治療には「医師でないとできないもの」「医師以外でもできるもの」に分けることができる。
　「医師でないとできないもの」には，診断や薬物療法などがある。精神療法も医師しかできないが，実は心理療法という形ではカウンセリングルームでもやっていけるとも言えよう。
　「医師以外でもできるもの」もある。例えばクリニックで言うと，会計は普段医師はやらない。診療が終わって処方箋を渡して，「じゃあ，今回の診察で1400円になります。どうもありがとうございました」というようなことは，まずやらない。それは受付医療事務が行う。
　心理検査はグレーである。心理検査というのは医療機関で医師がやっているわけではない。臨床心理士の資格をもっている医師がたまにやっているくらいである。筆者自身も臨床心理士の資格はもっているが，検査はしない。心理検査は臨床心理士がやるものである。ただ，診療報酬を請求するときには，医師がやっている，もしくは医師の監視のもとで行っていることになっている。心理検査は，医療機関内では診療報酬請求が可能なのである。医療機関外では自費負担となるものの，臨床心理士による施行・分析・フィードバックが可能である。
　現在の医師不足，医療崩壊を改善する手段として，医師でなくてもできる仕事については他職種に渡していくことが必要である。事実，病院においては書類作成などにおいてメディカルクラークの活用が模索されている。
　図8において，医療機関でも心理カウンセリング機関でもできることとして，心理査定と精神療法（医療機関では精神療法，カウンセリング機関では心理療法と区別されるが，対話を中心として患者の生活改善を求めていくという手法においては共通点が多い）があげられる。この部分において，医療機関から心理カウンセリング機関への橋渡しを行うことにより，大人のADHD治療はスムーズに進んでいくであろう。そのためには，医療機関における正確な診断と，重症度の厳密なアセスメントが必要である
　発達障害においては，発達障害者支援センターという専門的な機関があ

る。他機関への委譲もしくは連携の手段としては，これを活用しない手はない。もちろん地域の発達障害者支援センターでは今，患者が押し寄せている状態なので，カウンセリングルームや臨床心理士を積極的に活用していくといったことも考えていくべきである。

手帳と年金についての危惧

　社会福祉的支援との連携で言えば，精神障害者保健福祉手帳，精神障害者年金についても述べたい。

　大人の自閉症スペクトラム障害（図8ではASDと記載）の場合は，精神障害者保健福祉手帳や精神障害者年金などの認定がなされるようになっているが，大人のADHD患者においては，精神障害者保健福祉手帳は取得できたとしても，精神障害者年金の受給に至ることはほぼない（図8のD, E）。精神障害者年金というと，大体，統合失調症か重度のうつに限られていたのである。ただし，最近では兵庫県など一部の都道府県においては，大人のアスペルガーなど知的障害のない自閉症スペクトラム障害においても療育手帳が取得できるケースがあるようだ。ADHDの場合は，精神障害者の年金は通らない。ADHDで通ったことのある人を筆者は見たことがない。大人の自閉症スペクトラム障害において使える福祉サービスが増えている一方，大人のADHD患者において福祉サービスの充実は今後の課題であろう。

　このように，ADHDに関しては精神障害者年金が期待できないため，精神障害者保健福祉手帳を取得した上で，精神障害者枠での雇用を狙うという連携があげられる。2016年から，精神障害者の雇用が義務づけられるようになる。今は知的障害と身体障害の人の雇用は義務づけられており，知的障害，身体障害の中に精神障害の人も入れ込んでいいという設定になっている。そのため，実際に精神障害者の枠で入っている人もいるが，精神障害者枠として独立して雇用枠が確保されているわけではない。今後さらに障害者の雇用が進み，連携ができていくだろう。

ただし，社会的な部分で懸念されることもある。大人のADHDの人のケースで経験したことだが，大人のADHDですでに働いている人が，精神障害者保健福祉手帳を取って来いと職場から言われるのである。要は手帳を取って，その会社の障害者雇用枠の中に入れるということだ。そうすると，会社としては障害者雇用の実績も上がるし，果ては障害者雇用枠に移して，給料を下げるといったことも考えるかもしれない。そういう危険な状況をはらんでいるのである。

　精神障害者保健福祉手帳を取るというのは，社会に不適応，困っている人たちが取るわけである。社会生活上，著しい障害があるために精神障害者保健福祉手帳を取るというのがコンセプトであるはずだ。それなのに，働いてお給料をもらって一応社会適応できている人に，手帳を取って来て障害者雇用枠に移すというのは，議論が必要であろう。今後，発達障害の人に関してはそういう問題が出てくるのではないかと危惧しているところである。ただし，本来退職を余儀なくされるようなケースが，手帳を取得して，障害者雇用枠に移行することで雇用を続けることができた，という事例も経験している。

第5章 ADHD診療の具体的な進め方

1. 診断以前

❀ADHD診療は予約制が望ましい（特に新患について）

　病院などでは完全予約制をとっているところは少ないのではないか。筆者がかつて勤めていた大学病院の場合，当日朝11時までに来てもらって初診受付をし，診察をすることになっていた。筆者が勤務していた9年ほど前の話をすると，1日に新患が7〜8人来たら，外来担当の医師たちと「今日は頑張ったな」という話をしていた。7〜8人を何人かで割り振るわけである。だから，多く診ても，1日に新患を2〜3人ぐらいだった。しかし，今は大学病院も非常に患者数が増えて，1日に15〜16人，多い日は20人ぐらい新患が来ることもあるらしく，非常に忙しく余裕のない状況になっているようである。

　「当日，誰でも何時までに来てもらったら診ます」と言うと，そのような状況になるのは必然である。メンタルクリニックでこのようなことをすると，再診患者の診察をする時間が物理的になくなるし，医師も大学病院のように複数名いるというわけではないので大変な事態が生じる。当院のように，やはりメンタルクリニックでは予約制をとっているところが多いと思う。

　予約制の場合は，予約をとる段階から「発達障害かな」ということをみるポイントみたいなものがある。最近では電話予約のほかにウェブで予約

がとれるところもある。予約システム上で名前と連絡先を入れれば，初診の申し込みができてしまうのである。しかし，当院の場合は，メールで予約の受付をしている。予約申し込みフォームからメールをすると，メールがクリニックに届く。その上で患者に当院のスタッフから電話をして予約をとるということをしているのだ。一見ややこしそうだが，なぜこのようなことをしているかというと，初診からの電話で電話回線がふさがるのを防ぐことと，メールの場合，主訴などがわかりやすいため事前の心構えができるという利点があるからである。

　電話もメールもそうだが，ADHD の人は話が長い，いろいろ「引っかかる（相手の言葉尻をとらえてささいなことが気になりだす）」という傾向がある。例えば以前，親子で診てほしいという人から電話がかかってきたことがあった。受付には「ややこしい電話がかかってきたら受付でさばこうと思わず全部ドクターに振って」と言っているので，「院長，なんとかしてください」と言って筆者に振られたわけだ。「ストラテラが……。症状が……」と，ワーワー電話で話しておられる。これは聞いても仕方がないなと思い，「わかりました。とりあえずいつ来られますか。何月何日だったら来られますね。そこに予約をとっておきますからね」と言って，予約を成立させた。端的に話をして，予約を成立させるようにしているのである。

　当院の場合は，予約が例えば 3 週間，1 カ月先というように空いた場合は，予約の確認の電話をするようにしている。それは，ADHD の人は忘れやすいからである。もちろん，これは初診の場合である。再診の予約で確認の電話をしていたら大変なことになるので，再診の予約の確認の電話はしない。再診の場合は，30 分で 4 〜 5 人診るので，1 人来なくても経営的には打撃にはならない。ただし，初診で来なかったら，やはり経営的には打撃になる。30 分，40 分，時間枠をしっかりとっているのに，そこにポッカリ穴が空く。クリニックで勤務する医師が筆者だけなら「まあ，いいや。そのあいだに別の仕事をしよう」となるが，ほかの非常勤の医師の枠ではそういうわけにはいかない。ほかの医師たちは何時から何時までと勤務時間が決まっているため「患者さんが来なかったから，その分，残業

して余分に患者さんを診て」というわけにはいかないのである。もろに経営に打撃を与えるので，予約の確認の電話をするようにしているのである。ただ，最初の電話で話が長くなった人は，あえて電話をしないようにしている。電話をしたらしたで，また「引っかかる」からである。

　ADHDの人は時間にルーズな傾向がある。臨床試験のときのエピソードを紹介したい。当院はアトモキセチンも徐放型のメチルフェニデートも両方，大人のADHDについて治験をした。ADHDの人は約束の時間どおりに来ない。遅刻してくる人がほとんどであった。治験コーディネーターには，基本的には前日に，「何時からですよ」と電話してくださいとお願いしておいた。それでも当日になったら，大体みんな遅れて来た。治験というのは，遅れてその診療日に来られなかったら治験を継続できない。しかし，この人たちは，遅れてもデッドラインは絶対超えない。ちゃんとつじつまを合わせる。だから，うつ病患者のように，本当にエネルギーがなく，家から一歩も出られませんという感じで来ないというのではない。不注意とか，先延ばしとか，面倒くさいということで遅れるのだが，最終的にはギリギリで来る。

　ADHDの場合は，予約制にし，確認をとっても油断はできない。治験の例で述べたように時間にルーズであったり，もしくは不注意で電車を間違えたり，違うクリニックに行ってしまうということがあるからである。当院の近所にも何カ所かメンタルクリニックがある。そのため，間違えて違うところに行ってしまい，しかもそこのクリニックが受け入れて初診患者を取られたということもあった。受付は「院長，うちの患者を取られちゃいました」と嘆いたが，そのときは「行ってしまったのだったら，まあいいか。ADHDだったのかもしれないな」と変に納得してしまったのを覚えている。

　このように状況証拠を積み重ねていくと，「ADHDなのではないかな」という推論がどんどん正確なものになっていくのである。なんとか来院できても，保険証やドクターからもらった情報提供書などを忘れてきてしまうことがある。なかには，財布を忘れたり，もしくはカバンの中から必要なものがなかなか出てこなかったりということもある。

忘れ物ではほかにも，ADHDの人は診察室にも何かお土産を残していかれることがある。診察室にカバンを置いたまま出ていくなどの不注意があるのだ。こういったことで，大体受付も慣れてきて，「何か怪しい」「どうもADHDっぽい」みたいに，予約受付時や来院時の段階で匂いを感じ取ることがある。このような受付やパラメディカルからの情報も診療の参考として積極活用されたい。

2．初診

❀診療時間の考え方

　診療といえば初診から。初診はまず大体どこの医療機関でも，クリニック，病院を含めて変わらず，30分強くらいだと思う。この初診30分強というのは基本である。

　ただ，大学病院では多少異なる。大学病院では，研修医が予診をとってくれるからである。筆者も研修医のとき予診をとったし，自分がスタッフとして大学に戻ったときは，研修医の先生が予診を最初にとってくれた。そこから診察を進めると，かなりスムーズにいく。予診・問診をとってくれた上で30分も時間があって診療ができたら，これはすごくやりやすい。とても望ましいやり方だと思うが，マンパワーが要る。だから，このようなやり方は大学病院でしか通用しない。

　当院においては，すべてを30分強の枠内でやるようにしている。予診という形で誰かが聞き取るということはしないが，問診は事前に書いてもらうなど，時間の効率化をはかっている。ただし，特に発達障害に特化した問診をするわけではない。普通の問診票である。

❀実際に使用している問診票

　当院の問診票は**付録2**（p.127）に示した。

思春期用と大人用で分けているのだが，特に疾患用で分けているということはない。年齢で分けているだけである。

思春期なら，「今の学年」「家族構成」「どういう経緯で来たかという当院を診察したきっかけ」「紹介状を持っているかどうか」「相談内容」「エピソード」「いつから生じたか」「これまで相談した機関はあるか」「これまで病気をしたことがあるか」「服薬しているか」といったこと。発達的な経過の部分として，「妊娠中，周産期に何かあったか」「人見知りがあったか」「健診で何か指摘されたか」「友達とのつき合い」「学習面で何か困ることはあるか」などを初診時のシートに書いてもらう。最後にニーズを探るために，「薬を出してほしいのか」「ほかの処方を調整してほしいのか」「話を聞いてほしいのか」「心理療法を受けたいのか」「ペアレント・トレーニングや療育プログラムを受けたいのか」という質問も用意している。

大人の場合，大人のADHDとして特別な問診票を準備しているわけではない。うつや躁と全く同じ問診である。「家族構成」「職業」「相談内容」「エピソード」は一緒である。「いつから生じたか」「病気は何か」「遺伝負因はあるか」。あとは，「睡眠はとれるか」「食事はとれるか」というふうに，問診票の段階では発達歴は全然聞いていない。「診察で希望することは何か」ということだけにとどめている。

以上のことを書いてもらい，受付スタッフに電子カルテに入力してもらって，医師の診察を進めるというだけである。発達歴で問診を作るということをやってみてもいいのだろうが，初診に来た段階で受付が問診票を選ぶというのは手間もかかるし判断もしかねる。この人にはうつ病用の問診票を出したらいいのか，発達障害用の問診票を出したらいいのか。受付は絶対判断できないし，医師が判断するしかない。それなら，問診票を統一して診察の中でニーズを探っていくほうがいいだろういうことで，あえて統一した形式にしている。

❀あえて待合室に患者を呼びに行く

　待合室というのは患者を見る大事なポイントになる。病院とクリニックでは待合室にいる患者を呼ぶポイントや見るべきポイントは違ってくるだろう。ちなみに大学病院で筆者が外来をしていたときは，手元のマイクを押して「○○さん，どうぞお入りください」と言って，来てもらうという形だった。しかし，開業してからは基本的に待合室に患者を呼びに行くスタイルにしている。診察室を一旦出て，「○○さん，どうぞ」と待合室まで呼びに行く。インターホンをつけて待合室に流れるようにしているクリニックもあるし，当院でも開院したときに建築士から，「つけることができますがどうしますか？」と聞かれた。しかしあえてつけなかった。待合室での様子を見たいからだ。これはもちろんADHDの診療だからというわけではなく，さまざまな疾患に当てはまることである。

　待合室での様子を見てみるというのは，特にメンタルクリニックの管理責任者としては大事なことである。例えば全体的な見方で言うと，待合室が混んでいて殺伐としていないか，待っている人でイライラしている人はいないかというあたりをチェックするのである。ADHDの人だったら，待合室ではどんな感じで待っているか。呼びに行くと，来るときにバタバタと音をさせながら来たり，落ち着いた感じで来たり，観察できるポイントはある。そのような様子を見てみるというのが大事なのである。さらに付け加えるなら，医師の運動不足を解消する目的もある。座りっぱなしでは腰を痛めるし，よくない。立ったついでにストレッチをしたりと，待合室まで患者を呼びにいくというのは，結構メリットがあるものなのである。

❀生育歴などの情報提供は重要

　医師ができることというのは，とりあえずはここまでである。ここから先は，患者の自助努力，患者に協力してもらわないといけない部分になってくる。

　筆者は，事前に書いたメモを持参してもらうことにしている。生育歴や，

特に今までの長い経過などをまとめたものである。ADHDの人というのはストーリーが長い。それを診察室で話し出したら，ネバーエンディングストーリーで，はっきり言って終わらない。長い話を聞いていたらあっという間に30分経ってしまう。書いてもらったメモなら，視覚的情報で一瞬に頭の中に入ってくる。そのために，できたらメモをしっかりと書いてきてくださいと言っているのである。聴覚的な情報処理より，視覚的な情報処理のほうが同じ時間で処理できる情報量は10倍程度違ってくるのではないか。もちろん，実際の問診の中で引き出せる思わぬ情報もあるかもしれないので，聴覚的情報処理を生かした診察を全否定するものではない。発達障害診療においては，メモなどの視覚的情報処理を生かしたほうが特に有効であるということなのだ。

　他院からの紹介の場合，患者の情報提供は重要である。当院のような発達障害を専門に診ているというクリニックの場合，奈良県にとどまらず大阪，京都，兵庫県，他にも関西一円から「発達障害だから，『きょうこころのクリニック』に行け」と紹介されて来られる。ただし，情報提供がないか，もしくはあったとしても「発達障害なのでよろしく」というようなものしかない。せめて生育歴ぐらい聞いてくれればと思う。「うちは発達障害は診ないけど，診療に協力はしようじゃないか」という先生が，もしこの本を読んでくれているのなら，生育歴もしくは「この人はこういうことを望んでいる」という患者のニーズくらいはとっていただくことをお願いしたい。情報提供だけはお願いしたいところである。

　筆者の場合，「発達障害で困っている患者さんがいて先生が診られないのなら私がお引き受けして診ますが，情報提供してくださったら，できるだけ早く診ますよ」ということをつねに言っている。そのため，地元の奈良県の先生方はみなさんしっかりと生育歴などを聴取して情報提供してくださっている。

❁生育歴を確認するにあたり，保護者が来院できない場合

　大人の発達障害の診断には生育歴の確認が必要だが，前にも述べたよう

に，大人の発達障害の人は親と折り合いが悪い人も多い。そのような場合は，保護者の来院が望めないことがある。もしくは，親が遠方で来院できないこということもある。

　それぞれについて，代替できる対応がある。まず，折り合いが悪い場合。このようなときは，できるかぎり，過去の資料を探してもらう。小学校時代の通知表などが望ましい。中学になると，通知表も数値だけで教師の講評がないものがほとんどだが，小学校の通知表は，数値以外に教師の講評もあるので，過去の症状の確認になる。忘れ物がどうだったか，コミュニケーションがどうだったか，遅刻はどうか，提出物はどうか，なども参考になる。

　親が遠方で来院できない場合。このようなときは，親に手紙などで状況を教えてもらう。親にそのまま書いてもらうと，「何もありませんでした」「心配することはなかったです」とそっけない場合もあるので，できるだけ具体的に書いてもらう。その場合も，症状だけに焦点をあててバイアスがかかったものがないようにすることが大切である。

❀チェックリストを積極的に活用する

　それから，初診の中でできることはチェックリストの利用である。大人のADHDのチェックリストでは，現在さまざまなものが発表されている。代表的なものの一つに「CAARS」という成人ADHDの症状重症度を把握するための評価尺度がある。また，アスペルガーとの鑑別という部分では「AQ-J」という自閉症スペクトラムの評価尺度が日本語バージョンである。これらは基本的にとってもらうようにしている。

● CAARS

　CAARSは，Conners' Adult ADHD Rating Scalesの略であり，成人ADHDの自己記入式チェックリストである。わが国では金子書房から，マニュアルと自己記入用紙が発売されている[1]。購入には専門家としての登録が必要であるが，登録は精神科医なら簡便である。自己記入用紙は5

枚で4500円である。
　複写式になっており，表と裏，全66項目の質問項目からなる。それぞれの症状に，「全くあてはまらない」から「非常にあてはまる」まで0から3の4段階評価でチェックしていく。
　それを複写の指示に従い，マニュアル通りに採点していけば，

- A. 不注意／記憶の問題
- B. 多動性／落ち着きのなさ
- C. 衝動性／情緒不安定
- D. 自己概念の問題
- E. DSM-Ⅳ 不注意型症状
- F. DSM-Ⅳ 多動性―衝動性型症状
- G. DSM-Ⅳ 総合ADHD症状
- H. ADHD指標

の8項目について何パーセンタイルに位置するか，折れ線グラフとして視覚化されるのである。また，「矛盾指標」も算出される。矛盾指標が8点以上であるならば，回答に矛盾があり，分析結果は慎重に取り扱わないといけないので注意が必要である。
　チェックリストは，CAARS保護者版もある。
　内科疾患での血液検査データや外科疾患の画像検査データのように，客観的指標が乏しい精神疾患において，このようなチェックリストを用いて，症状を数値化して見ていくことが大切なのである。

● AQ-J

　AQ-Jは，自閉症スペクトラム指数（Autistic Spectrum Quotient：AQ）日本版である。DSM-5から，自閉症スペクトラム障害とADHDの合併が認められたように，実際の臨床例でも，合併を考慮することは必要である。また，合併しているにせよ，ADHD優位なのか，自閉症スペクトラム障害優位なのかを判断することは，薬物反応性を含めた治療計画策

定のためにも重要である。

　50項目からなり，それぞれ，確かにそうだ，少しそうだ，少しちがう，確かにちがうの4項目いずれかにチェックをし，採点を行う。32点がカットオフであり，それ以上であると自閉症スペクトラム障害の可能性が高い。また，50項目は以下のように下位分類され，採点される。

1．社会的スキル：＿点（10点中）
2．注意の切り替え：＿点（10点中）
3．細部への注意：＿点（10点中）
4．コミュニケーション力：＿点（10点中）
5．想像力：＿点（10点中）

のように，各分野ごとの得点が算出される。

　大人のADHD優位の患者の場合は，コミュニケーション力はそれほど低くはないが，注意の切り替えや細部への注意という得点で高値（つまり症状を認める）という傾向がある。

　もちろん指数がすべてではないが，客観的指標の少ない精神疾患，発達障害診療において，それなりの参考になるということである。

❋診察室は限定された一場面にすぎない

　いよいよ患者が診察室に入り，治療が始まる。ADHDの人たちというのは，不注意症状がある。それは，情報の選択的統御の困難を抱えているからである。いろいろな情報から，何が自分にとって大事で，何が自分にとって大事でないかという優先順位をつけるのが非常に苦手なのである。だから，いろいろな情報を同じ濃さでキャッチしてしまう。例えば，診察室中に「外で救急車の音が聞こえた」とか，「外が何か騒がしい，ガヤガヤしている」という。普通だったらそんなことがあっても注意をそらされるのは一瞬であるが，ADHD患者は影響されたあと，途端に気が散り出す。普通の人だったら反応しないだろうというポイントでもすごく反応し

てしまうのである。

　実際には多動という面では，目に見えた診察室での多動はそんなにはない。これが子どもの場合は，診察室で机の上に気になるものがあったら，バッとこっちまで来て，物を触ったり，「これ，何？」とか「パソコンのモニターは何？」とかいって，マウスをいじったりする。しかし，さすがに大人でそんなことをする人はいない。ただし，多動・衝動性もある混合型の人だったら，机の上のものが気になる。もしくは，本棚が気になる。それで，触ったりするのである。もちろん「触っていいですか？」と声をかけてくる。声をかけてこない人も今までにはいたが，大体は声をかけてくる。もしくは，気になってモジモジしたりする。こういう不注意症状や衝動的な症状が，子どもとは違う表現型で診察室の中でも現れるのである。

　貧乏揺すりをするという話をよく聞くが，診察室の中で貧乏揺すりが非常に気になったということはそんなにはない。一定の時間ぐらい我慢して話ができるぐらいの制御能力はあるようだ。どちらかと言うと，本人がぼうっとしているときに，知らないうちに貧乏揺すりをしているという人のほうが多いように感じる。

　診察室での様子については，あくまで限定された一場面にすぎない。本人の日常生活を見ているわけではないのである。むしろ，日常生活のほうがはるかに行動量も情報量も多い。だからこそ，診察室というのはあくまで限定された一場面にすぎないという限界性を医療者側が把握し，待合室の様子を見る際，さまざまなアンテナを張っておく必要があるのである。逆に治療が進んで効果があるのかと疑問に思うときでも，情報収集していくということが効いてくる。例えば，本人が「全然何も変わっていません」と言っても，配偶者，保護者，上司など周りの人に来てもらい，「最初と何か変化はありますか？」と聞くことによって変化が感じ取れることがある。

　筆者は発達障害をもつ大人の会にアドバイザーの立場で参加させてもらっており，当院の患者にも勧めて，何人か行かれている方がいる。そのようなところでピアサポートを受け，みんなでワイワイしゃべっている人たちを見ると，診察室の様子と全然違うことに気づかされる。とてもイキイ

キして話もしている。もちろん症状がそういうところでボンと出る人もいる。いずれにしても，診察室の様子というのは本当に限定された一場面にすぎず，この人たちの生活を映し出しているわけではないのだなということがよくわかる。

　だからこそ，できるだけほかの情報収集もきちんと行いたい。待合室の様子を見，日常生活の行動量，情報量を把握し，できるかぎり情報収集していく。発達障害臨床においては，患者に興味をもって，いわば探偵のような作業，視点が必要になってくる。時間が非常にかかることでもなく，そのような視点を意識するというだけの認識の問題なので，誰でもできるのではないかと思っている。これは，もちろんうつ病をはじめとしたほかの精神疾患の治療にも当てはまる。その人が日常でどんな生活をしているのかということに思いを馳せて診療を進めていくということは非常に大事なことである。

❀注意が必要な高齢者の ADHD 診断

　大人の ADHD の診療の場合，アスペルガーと違って，高年齢での診断では注意を要する。アスペルガーの場合，高年齢で診断を求められてくるということはめったになく，筆者自身も遭遇したことはほとんどない。しかし，大人の ADHD の場合は最高齢が 80 歳ぐらいで来られたことがある。「私は ADHD だと思う」と言って来られたのだが，「80 歳で ADHD は，申しわけないですが，診断できません」と答えざるを得なかった。後に講演会で海外から招聘（しょうへい）された精神科医の話を聴いて驚いたのだが，70 歳ぐらいで ADHD と診断して薬を飲ませているというケースがあるとのことであった。高齢になってくると前頭葉の機能が落ちてくるので，認知症症状と ADHD の症状はリンクしてくるところもあり，鑑別がものすごく難しくなってくるのだ。

　認知症専門の精神科医に相談してみたところ，「ADHD の薬は前頭葉の機能を改善するのだから，認知症に効くだろう。逆に認知症の薬は ADHD に効くのではないか」と言っておられた。確かに，理論的にはそ

うかもしれないなと思ったが，もちろん飲ませたことはない。これは余談である。

実際，認知症の薬がダウン症にも効くのではと臨床試験（治験）が始まっているし[15]，ADHD 患者に認知症薬のアリセプトを服用させた論文はある[14]。

ともかく高齢の人の場合，生育歴にかぶさる，後天的な修飾要因が長い。後天的な修飾要因が長くなれば長くなるほど，増えれば増えるほど，診断はものすごく難しくなってくる。後天的な修飾要因が仮に併存疾患によるものであるならば，併存疾患を治療する，もしくは改善する中で，中核となるものが見えてくるだろう。しかし，後天的な修飾要因が時間軸的な中で生まれるものであるならば，時間を巻き戻すことはできないので，診断は非常に難しいと言わざるを得ないのである。

❀しっかりと再診の予告，説明をする

診療が終わったら，しっかり再診の予告をする。初診は 30 分だが，再診では基本は 5 分である。初診のときに，「今日は 30 分，話を聞きましたけれども，2 回目からは 5 分診察になります」ということを予告しておく。これが限界設定である。特に，ADHD の人にとって，予告というのはほかの疾患に比べて非常に大事になる。ADHD の人は，「突然」に弱いからである。前もって伝えておいてあげるということが大事で，説明もきちんと行う必要がある。

また，予告ということでは，ADHD の人は待つことが苦手なので，診療が混んでいてイライラしているようだったら，「あと何人目ですよ」ということを伝えてあげるとよい。そのような一手間，二手間が大事なのである。これは特に時間がかかることでもなく，ほかの疾患の患者にも応用できることなので，覚えておくといいだろう。

3. 再診

❁再診は5分診療が基本

　再診では，先ほど述べたように5分診察が基本になる。ただし，再診1回目に保護者同伴で生育歴をとるときがある。初診をして「保護者に来てもらわないといけません。生育歴をとりたいんです」という場合，すんなりいけば再診初回ぐらいで保護者が来て生育歴がとれる。この場合は，やはり5分というわけにはいかない。10～15分かかるだろう。「家族や職場の人が来ることは歓迎します。そのときはちょっと時間をとりますよ」と言っても，そのことで時間枠が圧迫されて，医療機関の経営が大変なことになるということはない。というのは，それだけ言っても，家族や職場の人は来ることはあまりないからである。そうそう簡単には来てくれない。来てくださいと言っても，「わかりました。すぐにスケジュールを調整して行きます」という人はいないのである。だからこそ，来たときぐらいはそれに報いて10～15分，時間をとるというスタイルでも全然問題なく診療は回していけるのである。

　家族や職場の人が来る場合，メモを持ってきてくださいといったお願いもするが，高齢の親御さんでは，ワープロが打てなかったり，手紙に書いてきてもらっても達筆で読めなかったりすることがある。そうなると聞いてあげるしかない。ただし，生育歴はとるが，そうして診断した後は5分診療であることは基本である。

❁診察での構造化テクニック

　診察の中では，構造化というテクニックをよく使う。例えば，「質問は3つまで」ということにする。構造化することで，こちらの土俵にのせていくわけである。

　「先生，これについて答えをください」と言って，メモで10項目ぐらい

悩みを書いてくる人がいる。そのような場合は，「この中で一番なんとかしてほしい問題はどれ？」というように聞いて，選んでもらい，その選んでもらったものについて診察の中で取り組むべきテーマとして扱う。10項目書いてきても，本人が選べなかったから，筆者が「この問題について取り組みましょうか」と言う場合ももちろんある。それでも全部筆者が選ぶわけではない。三つくらい選んであげた上で，「この中ならどれを一番解決したいですか？」と最後は患者に選択させる。それが「自助努力を育てる精神療法」である。

　それも含めて「事前にちゃんとメールや文書で送ってね」と言っており，メールアドレスを全患者に公開している。事前にメールで送ってきてもいいし，もしくはその場で，紙で渡してくれてもいい。そういうルール作りが構造化である。もし，その場で考えさせたら，限界設定の5分という診察時間を侵食してしまうことになる。できるだけ効率よく診療を進めて，診療報酬を見据えた治療戦略をしていかないと，発達障害の診療というのは成り立たないのである。そのためには，構造化など，精神療法のテクニックを伸ばすことが大事になる。結果的にほかの疾患の治療にも役立つのである。

❀患者と医師も達成感がもてるようにする

　精神療法で主眼にしていかないといけないのは，患者も医師も達成感をもつということである。患者は，今まで傷つき体験を繰り返す，二次障害があるなどして，自尊心が非常に低下している。そのような方々に日々の診察から一つずつでも達成感をもって帰っていただくということを積み重ねていくことが必要なのである。

　また，医師自身も達成感をもつことが大事である。例えば，一般の精神科の先生がこれから大人のADHDの治療に取り組んでいかれるという場合は，新しいことをしていくということに関してやはり不安はあるだろう。そこで「できるんだ。ADHDの診療はうまくいく」という成功体験を積み重ねていっていただくことが，大事になってくる。そのためには，治療

者自身が引き出しを増やしていかなければいけない。

　ADHDの治療は，アイデア勝負という側面もある。ADHDの診療をしていくにあたって，発想を柔軟にしていくということを心がけなければいけない。そうしていくことで，医師も日々の行動に役に立つという副次効果がある。どんどん行動療法の引き出しが増えてくる。

　先に，「第4章　ADHD支援の全体的な枠組み」の中で，具体的生活指導による精神療法の症例として，鍵を忘れる患者に対して，ドアの裏にフックをつけて鍵をかけるというルール作りをした話を書いた (p.44)。しかし，そういった方法がみんなに使えるかというと，そんなことはない。例えば，同じようなケースで女子高生の患者がいた。親の帰りが遅いときには，自分が鍵をもって家で留守番をしていなければいけない。先に学校が終わって，仕事帰りの親を待つという設定である。その場合は，鍵を開けてフックにかけたらいいという方法がとれなかった。なぜとれなかったかというと，親が先に帰ってきているときもあるからである。親が先に帰ってきているときは，鍵を開けなくていい。そのときは，鍵はカバンの中に入ったままで，結局そのまま次の日に違うカバンで出掛けると，鍵を忘れていくことになるわけである。

　最初に筆者も「フックでやったら解決するよ」と気軽に言ったのだが，次の診察に来たときに，「先生，ダメでした」と言われ，理由を聞いたらそういった事情で，先に述べた一人暮らしのOLの女性と，その女子高生の場合は違ったのである。「どうしようかな。何か鍵にかわいらしいぬいぐるみみたいなものをつけて，でかく目立つようにしたら？」と言っても，「それでもカバンの中に入れると紛れます」と言われた。

　結局，彼女の場合は，ベルトフックを使うことで解決した。いろいろなところにカチッとはめられて，ジャラジャラとチェーンで鍵が伸びるものだ。精神科医だったらわかると思うが，閉鎖病棟に入るときに，ベルトにフックをつけてジャラジャラと伸ばして，鍵をガチャッと開けて病棟に入っていくというあのアイテムである。それに鍵をつけて，カバンの外側にはめ込む。いつでもカバンを見たら，鍵がわかるようにしておこうというようにしたのである。親が帰っていなかったら，それをジャラジャラと伸

ばして鍵を開ける。親が帰っていたら，そのままにしてもカバンを見たらそのフックがかかっているので，鍵をカバンの中に入れて行方不明になるということは一切なくなった。カバンを換える場合は，フックを外して，つけかえたらいいだけなので，うまくいった。

　このような感じで，あれがダメだったらこれでいこう，これがダメだったら違うことを考えようというように，トライ・アンド・エラーを繰り返す。とにかくやってみて，ダメだったらまた考え直すということが，ADHDの診療には重要になる。そういう意味では，いろいろ工夫ができ，楽しい部分もあるのである。

❈困っている症状の度合いを数値化してもらう

　患者の診断を行っていく際には，客観的なデータとして，CAARSやAQ-Jなどの評価尺度は有用である (p.62) が，そのほかにもできることはある。例えば，困っている症状の度合いを数値化してもらうこともその一つである。困っている症状の度合いを数値化してもらうことは，うつ病患者や不安症の患者でもやることだが，発達障害やADHDの患者においてはより有効だ。曖昧，適当というのはわかりにくいので，しっかり数値化してもらうことによって，はかりやすくなる。

　「一番困っているのを10として，何も症状がないのを0としたら，どれぐらいだと思う？」と聞けば，「それだったら6.5ぐらいかな」「5ぐらいかな」と，みんなそれぞれで点数をつけてもらえる。それをちゃんとカルテに書いておいて，後でまた何カ月か経ってからもう1回それを聞いてみるのである。

❈カルテに記憶を外在化する

　診療を簡略化するという部分では，個々の再診などの流れは，その個々を切り取ったときに一連の物語として流れるようになっていないといけない。一つひとつブツブツと切れていると，5分という再診の限られた時間

の中で，また最初から取り組まないといけなくなる。最後に宿題を出したということがあったら，そのことをしっかりとカルテに記入する。出した行動処方や課題，アジェンダ（目標設定）は，しっかりカルテに書いておくことだ。治療者自身，そんなものをすべて覚えることなどできないので，カルテに記憶を外在化するのである。

　再診ではよく「最近，どうでした？」というような質問を，うつ病患者や不安症の患者にするだろう。しかし，「最近，どうでした？」ということを発達障害の人に聞いても仕方がない。そこで，「このあいだ，こういうことをやってくださいと言いましたけど，実際にそれをやってみられていかがでしたか？」というような具体的な質問にして，ちゃんと答えてもらうということを繰り返していくことが必要になるのである。

　忘れるのはADHDの人だけではない。治療者もADHD傾向があろうとなかろうと，忙しいし，忘れるものは忘れる。そこできっちりとカルテを使うということが必要になってくる。ちゃんと前の情報を覚えていると，「前に言ってくれたことを先生は覚えていたな」と患者も喜ぶ。しかし，「それ，何回も言いましたよね」ということを何回も聞かれることになれば，患者も悲しい気持ちになる。情報をしっかりカルテでキャッチしておいて，「前はこんなことを言っていたけど，どうだった？」と，フィードバックをしていくということが大切なのである。

🐾実際の心理検査──筆者の場合

　ADHDの診断について心理検査は重要である。症状や状態を客観的指標として数値化できるものは限られており，現在の発達のバランスが明確に数値化されるからである。具体例として，ADHD傾向のある筆者自身の発達検査について紹介したい（**付録3**〔p.135〕）。

　筆者はWAIS-Ⅲを臨床心理士にとってもらった。

　筆者の場合は，トータルのFIQ（全検査IQ）は128だった。標準は100なのでもちろん高いといえば高いが，ドクターでこれぐらいはいくらでもいるので，そんなにバカ高いというわけでもない。意外とVIQ（言

語性 IQ）と PIQ（動作性 IQ）の差は少なかった。発達障害の人で言語性と動作性の IQ で乖離している人は結構いるのである。ただ，下位項目でいうと結構バラつきがあり，IQ は高いのだが，知識が結構低い。筆者はみんなが常識だと思っていることを結構知らない。こういう知識の偏りがあり，自分の興味のないことは全然知らない。

　例えば，WAIS の質問項目で，電話を発明したのは誰かという項目があった。正解は，グラハム・ベルである。筆者は，それが全然わからなかった。発明と言えばエジソンだろう，と「エジソン！」と答えた。このような感じで，言語理解力は意外と低かった。検査をして，自分を客観的に見られて，良かったと思っている。

　当院の場合，所見を詳しく，一般の人にわかりやすいように書いてくださいと臨床心理士に指導している。心理検査の所見では，一般にデータの羅列だけで終わって，一体この所見は何を伝えたいのかわからないというものが多すぎるのである。検査のデータは，最終的にはクライアント，患者が受け取って，それを実生活で生かすためのものである。そのため，ひとりよがりの所見を書いても仕方ないということを徹底して指導した結果である。

　所見には，「常識的な事柄について広く情報収集ということはあまり得意ではないようです」と書かれている。筆者は知識の偏りで，自分の興味があることしか本当に知りたくないのである。

　それから，描画テストがあり，ドイツの心理学者コッホが創案した「バウム・テスト（樹木画法）」の絵や，人物画を描かされた（付録3〔p.137〕）。「わりとポジティブな絵ですね」ということは指摘されたが，手首の書き方が左右で違ったり，足首も左右で違ったり，不注意な部分があるということであった。

　「もう少しいろいろ，いつも注目しないところにあえて目を向けてみるとか，違う情報を見て活用してみるとか，幅広い柔軟な知識を得ることを心がけてください」「あまり派手な自己アピールは好みませんが，能力に見合う評価を求める気持ちを内包しており，自分に対する自信を秘めています。それだけに自己評価と周囲の評価や思惑の間にギャップを感じたり，

不満を感じることがあるかもしれません」といったことも書かれている。わりと当たっていると感じる。

心理検査の所見というのは，バーナム効果というもので，どんな所見でも「ああ，自分に当てはまる，当てはまる」ということは結構あるようだ。しかし，本当に結構よく書いてくれた所見ではないかと思っている。

心理検査を行い，フィードバックして，クライアントの生活に役立たせていくことが大事ではないかと思い，参考までに提示してみた。

上記の検査で示されるそれぞれの数値について大まかに記しておく。

● WAIS-Ⅲ

FIQ　全検査知能指数
VIQ　言語性知能指数…知識量や常識能力，言葉の取り扱いをみる。聴覚的な情報処理なども含まれる。
PIQ　動作性知能指数…効率よく物事を進める作業能力。先読み能力。視覚的な情報処理なども含まれる。

● 群指数

言語理解（VC）　言語理解能力。自分のもっている知識を，実際の生活で応用できる能力。
知覚統合（PO）　取り込んだ情報を，さまざまな角度から分析しまとめる能力。
注意記憶（WM）　ワーキングメモリー。聴覚的な情報処理能力。脳の中の作業机の容量とたとえることができる。（小さければ小さいほど，同時作業などができにくい。ADHDにおいて特に参考となる指標）
処理速度（PS）　作業能力のスピード。

● 言語性検査下位項目

知識　一般常識を問う。（例：電話の発明者は誰ですか？）
類似　抽象的な言語理解能力，カテゴリー的思考能力をみる。（例：りんごと梨はどのようなところが似ていますか？）

算数　計算力や集中力をみる。口頭で伝えた計算問題の処理能力。
単語　言語発達水準や語彙に関する知識。一般的学習能力。
理解　抽象的な社会ルールを問う。
数唱　検査者が唱える数字を，順唱・逆唱する。聴覚的記憶の処理能力をみる。
語音整列　注意と作動記憶をみる。

●動作性検査下位項目
絵画完成　絵カードを見て欠けている部分を答える。視覚的情報処理能力，重要な部分とそうでない部分を選択する能力をみる。
符号　図形や数字と対になっている記号を書き写す。事務処理能力の速度，正確さをみる。視覚的情報を短期間記憶できる容量をみる。
絵画配列　絵カードを話の流れにそって並べる。流れにそった論理的思考能力をみる。
積木模様　積み木で，見本と同じものを作る。空間認知能力をみる。
組合せ　ジグソーパズル。部分間の関係性をみる，思考の柔軟性をみる。
記号探し　視覚認知能力，スピードをみる。
行列推理　抽象的思考，問題解決能力をみる。

第6章
薬物療法とそれらを用いた症例紹介

これまで薬物療法はオプションにすぎなかった

　精神科の治療には大きく分けて「精神療法」と「薬物療法」の二つがある。今での薬物療法というのは，ADHD診療に関してはあくまでもオプションにすぎなかった。つまり，合併症として睡眠障害があったら睡眠薬を飲みましょう。不安症状があったら抗不安薬を飲んでおきましょうというように対処療法的な使い方ということである。それは大人のADHDの場合，これまで中核症状に使用できる薬物がなかったためである。

　しかし，大人のADHDに対して，2012年8月から，アトモキセチン（商品名：ストラテラ）が使えるようになった。徐放型メチルフェニデート（商品名：コンサータ）に関しても，2013年10月の段階で申請中だが，ストラテラの申請から承認までの期間が10カ月程度だったので，まもなく使えるようになるだろう。アトモキセチンとともに，徐放型メチルフェニデートの複数の薬物療法が選択できる時代が目前に迫っているのである。

　ただし，徐放型メチルフェニデートに関しては，厳しい流通管理が課せられている。登録した医師しか処方できず，登録した調剤薬局でしか薬を渡すことができないのである。筆者が登録したときは講習会を受けに行って登録をしていたが，今はDVD視聴などで比較的簡便に登録できるようになっているようである。

　なぜ，こうした厳しい流通管理があるのか。メチルフェニデートという

薬の問題点にも触れないといけない。メチルフェニデートには，徐放型のほかに，かつて短時間作用型，即効型メチルフェニデートであるリタリン（商品名）という薬があった。現在は ADHD に使えなくなったが，過去には使われていたのだ。しかし，ADHD に適応をとっていたわけではなく，うつだけに適応をとっていた。そこで精神科医はうつ病という病名をつけてリタリンを ADHD の人に処方していたのである。いわゆる「保険病名」というものである。しかし，2007 年 12 月に東京の歌舞伎町でリタリンの依存・乱用患者を生み出していた精神科のクリニックが見つかり，社会問題になった。徐放型メチルフェニデートであるコンサータが 2007 年 10 月に承認されたこともあり，リタリンがうつの適応を外れて，実質的に ADHD の人にも使えなくなった。このような歴史があるのだ。

　徐放型薬剤というのは，カプセルが，胃の中に入って徐々にカプセルから成分量が体内に放出されることによって効果が出るという薬である。そのため，効き目は比較的にマイルドである。ただし，基本的に飲んだ当日から効く。通常，アトモキセチンに関しては，効果が出るのに 4 週間ぐらいはかかる。一方，即効性メチルフェニデートはその日から効く。しかし，効く薬なだけに，依存性も結構強い。効果が強く，作用時間が短い薬物ほど，依存を形成しやすいのである。それを求めて覚醒剤的に使うという人がいた。ドパミンに作用するので，薬理効果的には覚醒剤に類似の反応，効果を示すからである。

　例えば，コンサータは徐放のカプセルしかないが，即効型メチルフェニデートであるリタリンは粉や錠剤もあった。そのため，依存症者においてスニッフィングという，ストローで鼻から吸引されるなどの不適切な使用がなされるケースが存在した。鼻の粘膜には多くの毛細血管が走っており，吸収される率が非常に高い。そのため，覚醒剤を鼻から吸引するような，そのような使い方をされていたのである。これらの経緯から，現在，即効型のメチルフェニデートは ADHD の診療には使うことができない。

　今後コンサータが大人に承認されたときに，そのような不適切使用の危険性はないのか懸念されるところである。砕くとゲル化するのでスニッフィングはしにくいらしい。筆者もまだ実験していないが，ゲル化するので，

鼻から吸引するといった使い方はできず，不適切使用の危険性はないのではないかとは言われている。ただし，ドパミンに作用するという部分では，リタリンもコンサータもメチルフェニデートなので，依存のリスクには気をつけないといけない。

アトモキセチンとメチルフェニデートの薬理作用について

一方，アトモキセチンに関しては，ノルアドレナリンに作用するので，それほど依存性のリスクはないだろうと言われている。

ノルアドレナリンとドパミンについて説明していこう。アトモキセチンは，前頭葉に働き，前頭葉の機能を活性化させるという作用をもつ。ドパミンのトランスポーターはさまざまなところに存在する。前頭葉にもあるし，側坐核にもあるし，線条体にもある。ただし，側坐核や線条体に比べると，前頭葉においてはドパミンのトランスポーターは少ない。ドパミンのトランスポーターが少ない分，ノルアドレナリンのトランスポーターにもドパミンが作用するようになっている。つまり，前頭葉の神経終末において，一つのトランスポーターからドパミンもノルアドレナリンも両方再取り込みできるようになっているということである。普通，神経伝達物質というのは，神経終末からドパミン，ノルアドレナリンが伝達していくが，ドパミンのトランスポーターというのが前頭葉には少ないので，ノルアドレナリンのトランスポーターからもドパミンは入っていいことになっているのである。

メチルフェニデート（コンサータやリタリン）は，ドパミンのトランスポーターに働いて，シナプス間のドパミンを増やす。

アトモキセチンというのは，前頭葉においてノルアドレナリンのトランスポーターに働くことによって，結果的にドパミンもブロックして，シナプスの間のドパミンを増やすのである（図9）。一方，メチルフェニデートというのは，ドパミンのトランスポーターを阻害することによって，ド

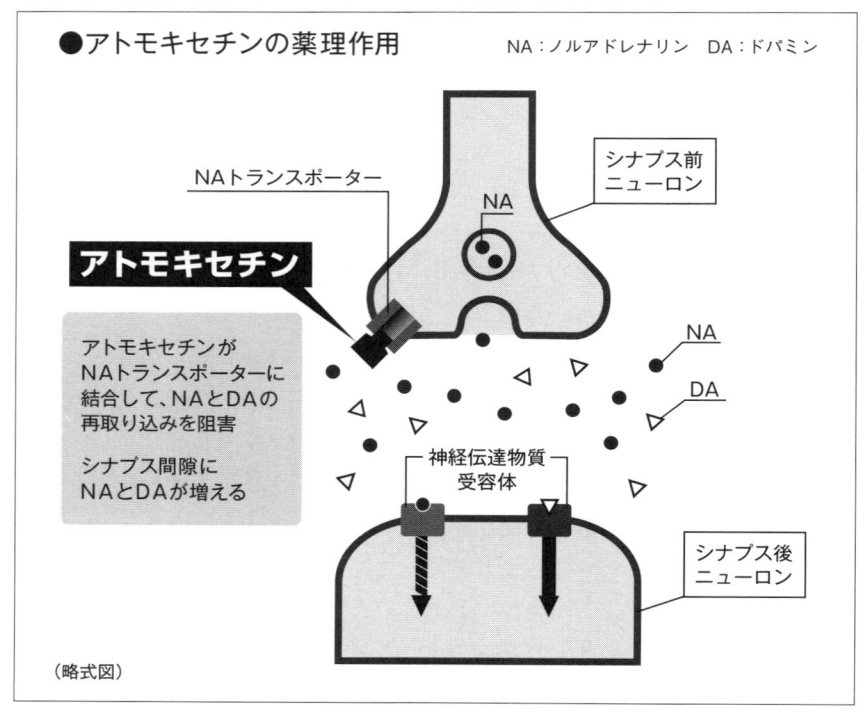

```
●アトモキセチンの薬理作用    NA：ノルアドレナリン　DA：ドパミン

NAトランスポーター
シナプス前ニューロン
NA

アトモキセチン

アトモキセチンが
NAトランスポーターに
結合して、NAとDAの
再取り込みを阻害

シナプス間隙に
NAとDAが増える

NA
DA

神経伝達物質受容体

シナプス後ニューロン

（略式図）
```

図9

　パミンのシナプス間隙の働きを増やす。ダイレクトにドパミンに働いているわけである。結果は一緒で，両方ともドパミンの働きを活性化しているのだが，働き方が若干違うのである。

　もちろん，側坐核や線条体にもメチルフェニデートは当然働く。しかし，例えば側坐核でドパミンを活性化してしまうと，報酬系に働いて依存性のリスクが高まる可能性がある。線条体でドパミンを活性化してしまうと副作用でチック症状が生じるかもしれない。一方，側坐核や線条体のドパミントランスポーターにはアトモキセチンは当然働かないので，余計なことをしないということである。そのため，依存性のリスクが少なく，チックになることもない。メチルフェニデートは一部のチックには禁忌であり，チック症状が出たら基本的には使用しないほうがよい。

働く部位，持続時間，効くまでの期間の違い

　メチルフェニデートに分の悪いことを書いたが，別に筆者はメチルフェニデートが嫌いというわけではなく，むしろいい薬だと思っている。子どもの患者で筆者がコンサータを出している人は何人もいる。この薬のいいところは，飲んだその日から効くということである。ただし，徐放型は効果が 12 時間。即効型はさらに少なくて 3 〜 4 時間ぐらいだった。3 〜 4 時間というのはいいところもあって，細かい調整が利くのである。

　徐放型は，12 時間，集中力を増したり，覚醒度を増したりするので，逆に副作用で夜眠れなくなったりする場合がある。朝の 8 時ぐらいに飲ませると，学校生活はうまくいくが，家へ帰ってきたら，緊張も解けて，薬効も解けて，一時的に落ち着きがなくなるなど不安定になる子どももいる。それでも早くに効果を出してあげたい子の場合はメチルフェニデートを選択する。

　これが大人の場合はどうなるかというのは，また今後検証していかなければいけない。筆者はアトモキセチンも徐放型メチルフェニデートも臨床試験を担当した。双方の治験参加者において依存が出たというのは一つもなかった。双方とも 18 例ずつ投与したが，依存は全くなかった。ただ，副作用で胃部不快感や食欲不振などがあった。アトモキセチンは 24 時間ずっと効くと言われている。そのかわり効果が出るまでに 4 週間ぐらいかかる。

　働く部位が違うこと。薬効の持続時間が違うこと。効くまでの期間が違うこと。流通管理があるかないか。これらが 2 剤の違いである。加えて，徐放型メチルフェニデートに関しては処方制限があり，最大 30 日しか投与できないので，患者には月に 1 回，絶対来てもらうことになる。一方，ストラテラ（一般名：アトモキセチン）でコントロールしている子どもは，2 カ月に 1 回ぐらいのペースで来ている場合もある。

　それでは，次に実際の具体的な症例を二つ紹介しよう。

🐱症例 1：頭ではわかっているが，実際やろうとするとできない

　39 歳の男性。家族歴は不明。職業は予備校講師である。親と 3 人暮らし。子どものころから片づけができず，忘れ物も多い。順序よく事を運べず，人の話を覚えていられない。いわゆる ADHD の症状を認めた。

　大人になっても職場では特定の人間関係に回避症状があり，仕事はギリギリまで残してしまう。また，話しかけられても聞こえないことがあった。

　このように，典型的な不注意優勢の ADHD 症状をもつ人であった。

　この人は ADHD の診断を受けることなく，これまで複数のクリニックでドクターショッピングを繰り返していた。ASD（自閉症スペクトラム障害）や ADHD など発達障害者でドクターショッピングを繰り返す患者は多く，そのような患者はしばしば境界性パーソナリティ障害と判断される。しかし，考えてみてほしい。どこでも発達障害の診断，大人の ADHD の診断をもらえずに，当然治療は難渋する。その結果「自分の求めている診断，治療はしてもらっていない」と感じて，「自分のことをわかってくれる先生に出会いたい」と，思いつくままに医療機関を転々とする。この行動は決して了解できないものではないだろう。他人を操作するとかそのようなことではなく，そして理想が高いとかではなく，大人の発達障害患者でないとわからない苦しみがあるのである。

　さて，A さんはこれまでさまざまな薬をさまざまな医療機関で処方されており，ほかのクリニックでは「重度うつ」の診断のもとリタリンを出されて，依存にもなっていた。

　神経心理検査の結果は，当時は WAIS-Ⅲではなくて WAIS-R だったが，トータルの FIQ（全検査 IQ）が 120 あった。ただし，VIQ（言語性 IQ）が 133，PIQ（動作性 IQ）が 100 なので，その差が 33 もある（図 10）。

　言語性の IQ というのは，知識量や常識量，計算力など。動作性の IQ というのは，目で見て効率よく物事を進める作業能力や先読み能力を見ている。これだけ言語性能力が高いのに，動作性能力が低い。つまり，「言うほどできない」という状態である。ADHD 患者において比較的よく見

神経心理検査結果

◎WAIS-R

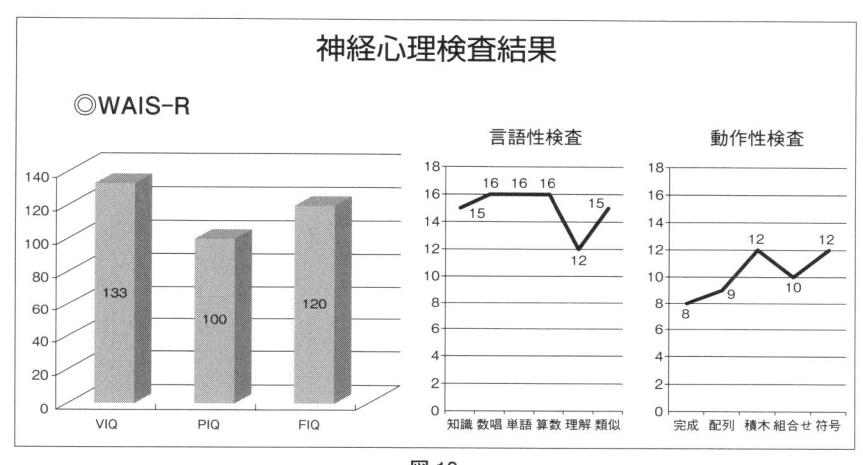

VIQ 133　PIQ 100　FIQ 120

言語性検査：知識 15、数唱 16、単語 16、算数 16、理解 12、類似 15

動作性検査：完成 8、配列 9、積木 12、組合せ 10、符号 12

図10

られるパターンである。そのため、言っているだけでやる気がないのではないか、サボっているだけではないのかと見られることが多い。VIQとPIQの差は、12～13が統計学的有意差の数値なので、33というのはかなり高い状況になると言える。このような状態を著明な乖離、ディスクレパンシー（discrepancy）が認められる状況にあると言う。

　知的能力は高水準であるが、言語性能力と動作性能力にディスクレパンシーがあり、バランスの悪さが顕著。通常これだけ格差をもつ人は、「頭ではわかっているが、実際やろうとするとできない」状態を経験しやすい。それを高い言語性能力によってフォローしながら頑張ってきたということである。

　この人に心理検査結果を説明し、大人のADHDの可能性が強いことを伝えると、「ホッとした」と言われた。ADHDの告知、受容ではこのように言われることが多く、わりとスムーズにいく。

　当院で診断を行い、叱咤激励をしながら、薬を整理し、Aさんは少しずつ前向きに自身の問題を捉えるようになった。

　Aさんにはほかの向精神薬をすべて整理減量し、中止した後、それでも生活に支障を来していたので、精神療法と並行してアトモキセチンの処方を開始した。40mgから開始して1カ月後80mgに増量。最終的には

120mgで維持した。

　結果的には，プールに行き始めるなど運動もできるようになり，趣味のリモコンカーのレース大会にも行けるようになった。波があり，しんどいときもあるが，本人なりのがんばりが見えるようになった。これまで複数の女性と衝動の赴くままに性交渉にふけっていたが，異性との適切なかかわりも持てるようになり，婚約者もできた。そして，復職可能の診断を受けるまでになった。

　この人の場合，元来の能力が高く，知能指数も高い人なので，ものすごく自分のハードル設定が高かったのである。このように，自分はこうあるべき，こうしなくてはいけないという，いわばスキーマにとらわれているという人はADHDの人でも意外に多いものである。

　「大変だね。今までつらかったね」と受容的に聞いてあげなければいけない段階もある。確かに初診で来た場合は，その人のつらさに寄り添ってあげるということは大事である。しかし，その後は具体的な行動のアジェンダ設定や，行動のトライ・アンド・エラーをしていく。そして，もう一つは，ハードル設定を変えてもらうという認知の変容を促していくという部分がすごく大事になってくる。それは，リフレーミングという部分にもつながってくる。

　リフレーミングとは「枠の捉え直し」つまり，物事の捉え方を変える，ということである。ある行動や感情を捉えるときに，肯定的な意味合いをもつような考え方ができないか，捉え直しをするのである。

　この人の場合の悩みは，期限ギリギリにならないとできないということ。「予備校授業の資料を作るのにいつも徹夜になってしまう。事前に仕上げてもっと心穏やかにその期間を過ごすようにしたい」と言っておられた。そこで「それは到達不可能な目標なので，その物事の捉え方はやめましょう」という話をした。「諦めよう」ということだ。「その期限の数日前に終わるのは絶対無理だから」と筆者は宣告した。「期限ギリギリでもできていたらオーケーというふうに自分で自分を褒めてあげなさい」と言ったのである。「結局，何だかんだ言ってもできるでしょう。できるんだったら，それでいいじゃないですか。それ以上何を望むことがあるんですか」との

話をしていった。

　ただ，もちろんその中で具体的な方法も並行して探せる人は探していかなければいけない。例えば，ほかにも学校の先生で，採点に異常に時間がかかるという人がいた。確かに聞いていると，やっている方法がものすごく非効率的なのである。それは「ギリギリだからいいじゃないですか」というレベルですませられる問題ではなかった。その人の場合は，「私はいつも採点がギリギリになるんですけど，どうしたらいいですかね。解答との照合，確認作業が大変で」ということであった。「試験問題も解答も先生が作られるんですよね」と聞いたら，「ああ，私がつくります」という話だった。そこで「解答用紙も先生が自分で作ってください」というアドバイスをした。

　つまり，解答を全部，選択肢制にして，A，B，C，Dといったように解答欄を統一して，解答用紙を配る試験にしたのである。そして，厚紙で解答の部分を切り抜かせた。「切り抜いて，それをはめ込んで合っているものだけチェックしていったらいい。それで最後に数えたら終わりでしょう」と言ったら，「ああ，すごい」と言って，それでできるようになった。

　このように「ギリギリでもできていたらいいじゃないですか」という部分と，プラスその中にすごく非効率な方法が混ざっていないかどうか，改善できるポイントがあるかどうかという両方の視点が必要になってくる。

　しかし，いずれにしても，現状は受け入れなければいけない。できないことをクリアする方法を考えることも大切ではある。その一方，できないことを受け入れたり，他人に手伝ってもらう，そのかわり自分の得意な分野は他人を手伝う，などの方法によって幸せになるという人もいる。とにかく一つの方法にこだわらずにあらゆる可能性を配慮して治療にあたることが大切である。

症例2：余計な一言が多く，コミュニケーションがうまくいかない

　46歳，男性。妻と4歳の子どもと3人暮らし。

精神科病院からの紹介で，当院に受診。来院時主訴は，うつ病，薬物依存。

　交通事故を起こして，疼痛が増加し，鎮痛薬を大量処方されていた。イライラして被刺激性も亢進している。初診時の待合室でもイライラしている様子が顕著であった。

　疼痛に加えて抑うつもあるとの理由からか，パロキセチン（商品名：パキシル），ブロマゼパム（商品名：レキソタン），フルニトラゼパム（商品名：サイレース），ロフラゼプ酸エチル（商品名：メイラックス）などで，複数の向精神薬で治療されていた。

　そんな状態で「なんとかしてください」と言って，筆者のクリニックに来院した。「いろんなクリニックに行ったけれども，どの先生とも合わなかった」と言う。ソワソワして落ち着かないし，ブツブツ独語もしているので，病的体験を伴う精神病があるのではないかという印象もあった。

　このような患者は，どこの場所に行っても「いらない人」扱い，つまり厄介者扱いされるのである。そしてそのことでますます社会に対する不信感を強める。精神科医療機関もその責任の一端を担っているのである。

　初診時には，「よけいな人が来たなあ。一刻も早くお引き取り願おう」などと軽く扱ってはならない。本人のこれまでのつらい傷つき体験にしっかり寄り添うのである。発達障害の診療にはなんでもかんでも具体的行動改善アプローチが必要，というわけではなく，段階に応じてとるべきアプローチを臨機応変に変えていく。大人のADHD患者の場合，初めての面接では受容的共感的アプローチをとることは特に有効である。

　その上で「とりあえずこのまま仕事をするのは無理だから，治療に専念しよう」という話をして，「休職して，入院し，薬を抜きましょう」と伝えた。彼はこのようなドクターの診療は初めてであったと語られ，「先生は優しくしてくれた，僕はきちんと治します！　僕は頑張ります」とすごくやる気を出して宣言された。奥さんも「入院はちょっと……」ということで，外来で治療をすることになった。

　実際にこの人は本当に頑張りながら，薬を減らしていかれたが，本人のやる気はともかく，家族の支えも非常に大きかったと思う。

当初は，筆者は ADHD という観点では全く治療していなかった。単純な薬物依存の人だと思い，「じゃあ，頑張って薬を減らして。応援しますよ」ということで，外来診療で支えていたのである。

　職場復帰に向けて相談し，産業医，会社関係者と話をしていたのだが，何を言っているのか，話がまとまらずに要点がさっぱりわからない。鎮痛薬はやめて，向精神薬も少しずつ減量整理して，確実に良くなっているはずなのだが，コミュニケーションがうまくいっておらず，職場や家庭でもトラブルが続く。具体的には，余計な一言を言うのである。話がまとまりかけた頃に，職場でも最後に話を逆戻しするようなことを言って，ますます話をこじれさせる。この余計な一言や，もともとある多動・衝動性という点から，ひょっとしたら発達障害，ADHD があるかもしれないということを，治療開始後半年経って，気づくことになった。そこから ADHD の観点からあらためて診断・治療戦略をねり直したのである。

　ADHD には併存疾患が多い。併存疾患がある場合というのは，併存疾患の治療を進めていくことによって薄皮がはがれるようにだんだん中核の ADHD 症状が見えてくる。それでようやく ADHD について触れるようになってくるので，併存疾患がある場合は，基本的にはまず併存疾患の治療を最初にすべきだと思う。

　親御さんには昔からの生育歴を書いてもらい，本人もチェックリストの記入を行った。WAIS-Ⅲの知能検査も実施した。薬物依存は落ち着いたが，妻も疲れきっており，カウンセリング機関を紹介し，夫婦カウンセリングを並行して行った。その後，アトモキセチンの処方を開始したところ，診察室での多弁などの症状が改善し，落ち着いてコミュニケーションがとれるようになった。なんとか仕事も継続することができている。

　薬が奏効したかに見えるが，それまでの精神療法の積み重ね，土台作りがあったからこそ改善したと思う。

　大人の ADHD に薬物療法が使えるようになって，あらためて強調したいことがある。大切なのは，いきなり薬物療法に頼らないということである。まず正しいアセスメント，診断，治療関係の構築を行う。そして精神療法や，それでも問題が困難な場合はカウンセリング療法との連携をとる。

そして，最後に薬物療法を行うということである。

また，このような症例を積み重ねるにつれ，筆者は，以前から感じていた疑問が一つの答えとなって，確信するに至った。

常勤精神科医として民間病院をいくつか勤務した。そのうちの一つ，アルコール・薬物依存専門病院での勤務経験があった。そこで接した依存症患者において複数，「大人の ADHD」がベースにあるとしか考えられない症例を経験したのである。

まさしくそれまで感じてきた疑問が一つの答えとなって自分の中に明確に感じられた。

依存症患者の中には，大人の発達障害，それも大人の ADHD 患者が一定数いる，ということである。

しかし，依存症患者において見られる離脱症状と，ADHD 症状を見分けることは困難である[6]。

今回の症例のように，まずは依存の治療を優先させた上で，その人の中核，本質的部分が見え始めたときに，「大人の ADHD」的観点から再度アセスメントしてみることが必要であろう。

第7章

ADHD 治療のための
クリニック経営ノウハウ

投資的な観点をもって治療に入る

　筆者は一精神科医，一臨床心理士であると同時に，二つのクリニックを運営する医療法人の経営者でもある。奈良県立医科大学附属病院を経て，2005年2月に，「きょうこころのクリニック」を開院した。開院したときには1人でやっていたが，今は医師4名，臨床心理士5名によって診療を行っている。医師4名は全員，児童精神科医である。また，2010年10月に，「大和西大寺きょうこころのクリニック」を開院。こちらが医師5名で，常勤1名，非常勤4名，そのほか臨床心理士も2名いる。さらに，2012年10月に，大和八木に，「きょうこころのケアルーム」というカウンセリングルームを開設。東京でも，大人のADHD専門の心理機関である「Tokyo 大人の ADHD ラボ」を開設した。ここでは一日で大人のADHDの診断を行う「ADHD一日診断コース」を行っている。医療機関ではないので，薬物療法はできないが，医師免許をもつ臨床心理士としての立場から，CAARS チェックリストや心理検査を実施し，丸一日をかけてアセスメントを行い具体的アドバイスをしている。「ADHD一日診断コース」は自費で数万円いただいているが，興味のある方はホームページを参照されたい（to-kyo.net）。月に数名しか実施しておらず，申し込みも多くはない。値段設定からすればやむをえないであろう。しかし，臨床心理士を雇用し，ルームの賃貸料支払いなどランニングコストを考えた上で，

値段設定を行っている。

　医療経営者として，経営的観点も重視しながら，診療やカウンセリングを行うことは当然のことである。

　また，自院の収入だけでなく，患者自身の負担を意識した診療も行わればならない。

　保険診療の観点からは，成人 ADHD の薬物治療費が高いことを意識しなければならない。医療機関に患者が来るときに，メンタルクリニックだと院外処方箋になるので，経営的には自分の院内で医院がどれぐらいお金をいただいたかということを見がちになる。しかし，患者からすれば，治療にかかるコストは外来診療費プラス薬剤費の料金である。薬の料金も合わせたのが診療に関わるコストである。

　そういう意味では，薬なしで治療するのが，患者には一番いいということになる。

　ただし，薬を使うことによって得られるベネフィットが，金銭的な負担を上回るのであれば，薬を使ったほうがいい。アトモキセチンの場合，自己負担は3割負担で，薬代だけで最大用量だと月額1万2000円を超える。これぐらい高い薬だということを理解し，事前に説明することである。「これだけかかるけれども，それによってあなたが得られる長期的なベネフィットは，短期的な負担を上回りますよ」という，投資的な観点を医師も患者も共有することをおすすめしたい。

薬の出し方で患者負担は抑えられる

　薬というのは，同じ用量でも，組み合わせなど処方の方法によって値段が変わってくる。ストラテラ（一般名：アトモキセチン）は，10mg 錠は薬価で300円と非常に高価であるものの，40mg 錠は400円ぐらいと用量は4倍になっても値段は2倍にもならない，不思議な薬である。

　表10を見てほしい。

表10

スタート時　（40mg）		金額（円）1日あたり	3割負担1日あたり
朝 ⑩ ⑩	夕 ⑩ ⑩	1262.8	378.84
朝 ⑩ ⑤	夕 ㉕	978.7	293.61

維持期　（80〜120mg）		金額（円）1日あたり	3割負担1日あたり
朝 ㊵	夕 ㊵	896.8	269.04
朝 ㊵	夕 ㊵ ㊵	1345.2	403.56
朝 ㉕ ㉕ ⑩	夕 ㉕ ㉕ ⑩	2223.8	667.14

ガスモチン　5mg　19.2円（5.76円）

❀アトモキセチンの初回投与時にすべきこと

　大人のADHD患者は，「待てない」。この行動特性を理解した上での投与戦略が求められる。

　アトモキセチンの投与開始時に，薬効までのタイムラグについて，事前の予告と説明は必須である。効果が出現するまでに，投与を開始して1カ月以上はかかることをしっかり説明しておく。そのような説明が無しに投与された場合に，待てないADHD患者はしばしば心が折れ，治療からの中途離脱を余儀なくされる。そのような事態を防ぐために，医師が行える説明をきちんと行うべきである。

❀アトモキセチンの開始用量について

　添付文書には次のように明記されている。

> 18歳以上の患者
> 通常，18歳以上の患者には，アトモキセチンとして1日40mgより開始し，その後1日80mgまで増量した後，1日80〜120mgで維持する。ただし，1日80mgまでの増量は1週間以上，その後の増量は2週間以上の間隔をあけて行うこととし，いずれの投与量においても1日1回又は1日2回に分けて経口投与する。
> なお，症状により適宜増減するが，1日量は120mgを超えないこと。

　治験開始時は，40mgを1回投与からの開始であり，胃部不快感や食欲不振などの副作用を多く認めたことから，開始初期から低用量での2分割投与が推奨される。

　ガスモチン（一般名：モサプリドクエン酸塩）の投与も食欲不振や胃部不快感には有効である[9]。なお，ガスター（一般名：ファモチジン）についてはドパミン遮断作用などがあり，パーキンソニズムを起こす可能性があるので，精神疾患の患者には投与は推奨されない。

　副作用の出現が懸念される場合，例えば低体重の成人や，薬を飲むと胃部不快感があらわれやすいと訴える患者の場合は，朝10mg，夕方10mgと1日20mg投与からの処方も考慮すべきであるが，基本的には添付文書通り，1日40mg投与ですみやかに80mgまで増量すべきであろう。

❀筆者の処方パターン

　筆者の処方パターンについてここで記しておく。

> 投与開始時（1日40mgから開始）
> アトモキセチン 朝15mg（10mg錠，5mg錠の組み合わせ），ガスモチン5mg
> アトモキセチン 夕方25mg 1錠，ガスモチン5mg

　アトモキセチンが使用可能となった当時は，朝10mg，夕方10mgの1

日20mgで投与を行っていたが，何しろADHD患者は「待てない」のである。また，1日20mg投与と，40mg投与において，副作用の出現率も変化がなかったので，2回分服を条件に，1日40mg投与からの開始としている。

また，40mg投与の際は，朝20mg（10mg錠を2錠），夕方20mg（10mg錠を2錠）より患者負担は少ないので，15mgと25mg投与が望ましい。1日総量の錠数も少なくなる（表10を参照）。

1週もしくは2週後に，受診していただく。40mgの初回投与量のまま，中途に来院させずに漫然と4週の経過観察をすることは意味がないと考える。

2回目の投与時に，副作用の判定をした上で，増量が可能であるならば1日80mgへ増量する。朝40mg，夕方40mgとなる。80mgが効果発現の最少用量であるが，実は，1日40mg量（朝10mg2錠，夕方10mg2錠の場合）より安価となる。

そのため，投与初期の負担額からすると，用量を増量すればとてつもなく自己負担が上がるのでは，と患者が考えるのも無理はなく，治療継続に躊躇するかもしれないので，このことも投与開始時にしっかり伝える必要がある。

徐放型メチルフェニデートに関しては，まだどんな薬価になるのかわからないが，組み合わせはそれほどなく用量調整だけになるので，こうしたテクニックを弄する必要はないと考える（現在，小児に対しては18mg錠と27mg錠の2種類のみの発売であり，限界用量が54mgなので，組み合わせも限られてくる。なお大人の限界用量については治験時には72mgであった）。

処方で保険病名をつけ忘れると悲劇が起こる

今後の動きとしては，大人の場合はあまり関係がないが，アトモキセチンについて液剤を出すというプレスリリースが発表された。子どもの場合，

カプセルが飲めないという子がいるので，液剤で治療可能性が広がると言えよう。ただし，大人のADHDでカプセルを飲めないという人には出会ったことがないので，今後液剤が発売されたとしても，大人に対して使用することはないであろう。

　患者の負担について詳しく書くと，再診料69点，通院精神療法330点，処方箋68点，1回の通院で467点である。医療機関でよく誤解されるのが，「薬を出せば出すほどお医者さんはもうかっているんじゃないか」ということである。全くそんなことはなく，処方箋料の68点がもらえるだけで，お金にしたら680円なので，そんなお金のために薬を出してやろうということは全く思わない。逆に薬の種類が多くなればなるほど，何剤以上投与というようなことで，処方箋料は減点になるのである。

　さらに，ストラテラ（一般名：アトモキセチン）やコンサータ（一般名：メチルフェニデート）などの薬を処方し，ADHDという保険病名をつけ忘れると悲劇が起こる。査定にあうと，調剤薬局から引かれるのではなく，医療機関から薬代を全部差し引かれるので損失になるのだ。まさに，大変なリスクを負って処方しないといけない薬なのである。そのため，筆者はストラテラやコンサータを出すときは，自動的に注意欠如多動性障害という病名が入るように電子カルテの設定をしている。しかし，それでも何かのミスで抜けると大変なことになる。

　ストラテラにかかわらず，精神疾患の新薬については薬価が非常に高値である。病名のつけ忘れには十分に注意したい。

クリニックでもできる診療の小工夫

　大人のADHD患者は，話が次から次へとまとまらなく飛び，結局何が言いたかったのかわからなくなることもしばしばである。また，過去のトラウマ体験を思い出し，診察中に半パニック状態になって診察がまとまらなくなることもある。

　そこで，筆者の場合は，次の外来までに達成可能なアジェンダを一緒に

設定して，次の診察までにアジェンダの結果や質問などをメールで送信してもらうということにしている。それによって診察時間の短縮にもつながる。

　また，ADHDの人は話がまとまらないので，1回の診察に質問は二つまでと設定している。こうした具体的な限界設定，構造化により，大人のADHD患者においても短時間精神療法は十分可能となる。彼らは締め切りギリギリまでタスクを先延ばしする傾向があるので，待合室で携帯電話やスマートフォンから必死でまとめて筆者のメールアドレスに送信している人たちもしばしばある。

　ちなみに，一緒にアジェンダを設定していく場合は，「これでアジェンダが達成できなかった場合は，基本的には宿題を出す側が悪い，治療者が悪いと考えていい」ということをくれぐれも言う。それは，達成可能な宿題を出すということが肝心だからだ。そして患者側の心が折れることも防ぐことができる。できなくてもいい。大切なのは成功するまで続けるということなのである。

自助努力を高める支援

　発達障害を上手に生きていくためには，自助努力を高める支援も欠かせない。

●視覚的な情報提供

　ADHDの人は，アドバイスしても右から左に流れる人が結構多いので，アドバイスはできたら書いてあげるのがいい。本人たちがメモを持ってきたら，メモに赤字で「こういったことをやってください」と書いて，また渡す。手帳に書いてあげることもある。そうして視覚的な情報を提示するのである。それほど手間になることではないので，是非試してみてほしい。

●具体的・個別的な関わり

前に鍵の事例でも述べたが，抽象的なアドバイスをしないということである。うつ病患者には「ぼちぼちいきましょう」というような緩い抽象的なアドバイスは結構効くが，ADHDの人に「ぼちぼちいきましょう」と言っても，「はあ。だから，どうしたらいいの？」ということになる。

●数値化する

上記のようなことがあるので，具体的にこうしましょうとか，数値化してあげる。例えば筆者の好きな言葉で「腹六分の関わり」という言葉がある。食べるときに「腹八分で食べましょう」と言うが，ADHDの人は腹八分でも結構やりすぎてしまうものなので，「腹六分ぐらいがちょうどいいんじゃないですか」というようなことを言う。何にせよ数値化してみるのである。

多動・衝動症状があるADHDの人は声が大きい。声が大きいあまり待合室や隣の診察室に声が聞こえる場合もある。「今ボリュームが8ぐらいになっていますよ」と伝える。「ボリュームを5ぐらいにしましょう」「ボリュームを4ぐらいにしましょう」と言うこともある。

●スモールステップによる支援

ちょっぴり頑張れそうな，できそうなことを目標に，宿題，アジェンダを設定していく。

●自己決定・自己選択を促す

ADHDの人というのは，情報の選択的統御の困難を抱えていると述べたが，それでも少しずつでも選んでいく力というのはつけていかないといけない。治療者が手伝えるところは手伝うが，自分でやれそうなところは自分で決定して，自分で選択してもらうというエクササイズもする。例えば，前に述べたように，10項目ぐらい質問を書いてきて，「これをどうしましょう。どうしていいか，わかりません」という患者には，3項目ほどにしぼってあげた上で「この中から，あなたが一番なんとかしたいものを

一つだけ選んでください」と，自己決定，自己選択してもらうということも心がけている。こういうことをして，何でもかんでも治療者が先回りしてやらない。自分たちでできることは行うという自助努力を高める支援も必要なのである。

　こういうことを繰り返していくと，だんだんADHDの人は自信がついてくる。自信がついてきて，治療関係ももちろんよくなるし，生活力も向上する。ADHDの人は，具体的に指導するとできる人が多い。診察は5分まで，質問は二つまでという行動設定についても，そのように自助努力を高める支援をしていけば，本当に素直に守ってくれて，スムーズにできるのである。つくづく彼らは上手な指導のされ方をしてこなかった，能力をスポイルされてきたと感じるのだ。

筆者自身がいつも診療で気をつけていること

　発達障害の人の多くは会話が苦手である。アスペルガーの人は，空気を読んだコミュニケーションができないという特性があるが，ADHDの人も相手とうまく距離感がつかめないという特性がある。そのため「でしゃばってしまう」「自分の話ばかりしてしまう」「話を聞けない」「ひょうきんに押しすぎる」「私が，私が！　と自己主張に終始してしまう」ということになるのである。

　また，約束が守れないなど「時間感覚がアンバランス」で，「人の顔が認識できない」というのもある。場面が変わったらわからなくなったり，名前と顔が覚えられなかったりするのである。これは筆者もそうなのだが，患者などに外で会っても，誰が誰かわからない。「先生」と呼びかけられても，状況がつながってこないとわからないので，急に言われると「え？」ととまどうのである。そのため，いつも「ああ，どうも！」とちょっと笑顔で返事をする癖がついてしまった。

　こうしたことから，筆者自身は，次のようなアドバイスをしながら診療

を行うように気をつけている。

　まず，「相手が興味をもつ話題を探りながら提案」すること。相手が興味をもつというか，自分が相手に興味をもてる部分を探していくということである。

　メールやパソコン，携帯電話など，「コミュニケーションを楽にする道具」を積極的に活用する。筆者はメールでやりとりしているのは，アポイントをとるときでも，電話でやると，聞き間違い，言い間違いがあったりするからである。

　「メールの機能を活用」し，忘れないようにするために，何かあったら自分にメールをして，メールでタスク管理している。筆者自身，今はGmailで全部タスク管理している。

　ADHDの人は，見えないものはないものと同じなのである。筆者も昔から片づけが全然できない。ひとり暮らしのときに，まずでっかい布を買って，とりあえずこまごました要らないものを部屋の片隅に全部，山にする。その上に布をかぶせるというとんでもない片づけ法を行っていた。そうすると，片づいた気持ちになるのである。お客さんが来そうなときなどにはそうしていた。そのものはその場に確かにあるのだが，見えないので，もう存在しないと感じるのである。

　このように，仕事でも，ADHDの人たちにとっては，自分たちの視界から見えなくなると，やらなくてはいけないことでもなくなったという状況になる。机の中がゴチャゴチャしているというのも，ADHDの人たちにとっては意味があることなのである。それだけやらなければいけないことが視覚化されているということなのだ。その視覚化されているというのを，いかに人に迷惑をかけず，そしてわかりやすく効率化できる方法に変換していくかというのを，無理なく進めていかないといけない。何でもかんでも「片づけろ，片づけろ」というふうにしてしまうと，片づいたはいいけれども，やらないといけないことが全部抜け落ちたということになりかねない。

　そういう面で視覚化するということは大事である。Gmailのいいところは，メールのアーカイブという機能があることである。受信トレイに全部

処理しないといけないメールが残っていて，アーカイブするとそれを処理して，すべてのメールに移る。だから，受信トレイにあるものが常に処理しなければいけない情報になる。そしてアーカイブしたとしても，それらのメールはサーバーに残っているので，あとで調べたいときにはワンタッチで検索できる。「捨てることができない」ADHDの人にとっては，もってこいの便利ツールなのである。

　情報は整理する時代から，情報は整理せずに検索する時代になった。これからますますADHDの人が生きやすい時代になる。どんどん発達障害の診療はやりやすくなる。社会のインフラがどんどん発達障害の人に優しくなっていくのだから。

見える化と情報管理の一元化でADHDを支援

　前述したようにADHDの支援として，「見える化」が重要である。何でもかんでも見えなくする，片づけるのがいいことではないということを繰り返し強調しておきたい。

　その上で，情報管理（タスク管理）の一元化も大切である。あっちでもこっちでも管理しているというのは混乱する。だから，ノートにつけて，スマホでも管理してというのはダメである。これは普通の人でも言えることであろうが，とにかく一元的に管理する。そこでは，デジタル，アナログは関係ない。どちらでも得意なほうをやればいい。

　筆者の患者では一人，携帯電話は絶対忘れないという人がいた。携帯電話だけは何が何でも持っている。「携帯を忘れるということは死ぬに等しい」というぐらいの感じなのである。しかし，だからといってそんなにデジタルツールが得意でもない。そういう人の場合は，携帯電話にストラップで，小さいメモ帳と小さいペンをつけるように指導した。それで，何かあったら，そのメモ帳に書くようにしたことで，タスク管理が結構できるようになったのである。その人は携帯電話を忘れないということを利用し，そこにアナログ的に小さなメモ帳をつけ，情報管理を一元化することがで

きたのである。

　ADHDの人がメモをとる場合，ありがちな失敗パターンがある。とりあえずメモをとるのだが，そのメモがどこへ行ったかわからなくなる。行方不明になるというパターンである。筆者は昔よく母親に，「あんたは，本当にいつもあっちバラバラ，こっちバラバラだ」と言われた。あちこちにバラバラになってしまい，どこにあるのか探せなくなってしまうのである。だからとにかく一元化していくことが大切である。そして，「見える化」するということでは，携帯電話に小さいメモ帳をつけるというのはいいアイデアなのである。しかし，あまり物を小さくしすぎるというのも，なくしたりすることになるので，そこのあんばいは結構難しい。

　「見える化」で言うと，目立つような感じがいい。筆者はカバンの中に赤い袋を入れている。これが黒ではだめなのだ。赤ですごく目立つようにして，この中に，出張のチケットなど，必要なものを入れておく。そして，とりあえずこれを持っていればなんとかなるという状況にしているのである。

　やり方というのはみんなそれぞれなので，どれが合うかというのは探っていってもらえばいい。ただ，その中でも，「見える化」するということと，「情報管理の一元化」というのはどの人にも絶対共通してやらねばならないことである。大人ではないが，思春期のADHDの子どもでも，メモがあっちへ行ったり，こっちへ行ったりする子に関しては，ノートづくりから指導した。そして，「診察用に診察ノートを持っておいで」と言って，そこでいつも聞きたいことと，先生から受けたアドバイスを書いてもらうようにした。そのようにしたことで，スムーズに診療が回っているという子もいるので，大事なポイントだと感じている。この場合も，ノートはぺらぺらであってはならない。カバンの中でつぶれたり曲がったりして見た目が悪くなり，持ち運ぼうという気持ちにならないのだ。表紙と背表紙は硬い厚紙で作られたリング式のメモ帳で，A5サイズ程度がおすすめである。

iPad の活用

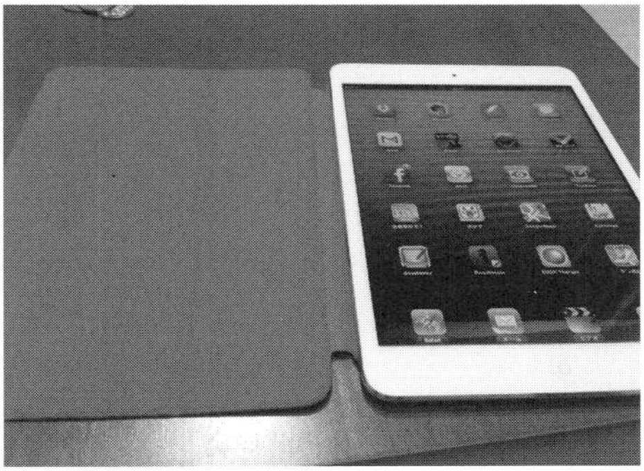

たまっている書籍をデジタルデータ化するのに最適
閲覧するのに充分な使い心地

写真1

ADHD 的デジタルライフのすすめ
——iPad の活用と書類のデジタル化

「iPad の活用」も便利である。筆者は今は iPad mini を活用しているが，ちゃんとカバーを赤で目立つようにしている。これが黒だと，どこへ行ったか絶対わからなくなる。初代 iPad のときは黒いカバーを買って失敗した。これだけ大きくても，黒だとどこへ行ったか全然わからないのである。そのような苦い経験をしたので，今度買うときは絶対赤を買おうと思っていたのだ。赤にしたら，すごく刺激的で，どこに置いていても，すぐ視界に飛び込んでくる。iPad mini は持ち運びしやすいので，結構重宝している（**写真1**）。

また，筆者の場合，本は全部スキャンしてデジタルデータ化している。その上で，PDF にし，閲覧したり，パソコン上で引用文献を探したり，検索したりしている。本の山に埋もれて死ぬということは絶対なくなったので，ADHD にとっては本当にいい時代が来たなと思っている。ちなみに，書籍の裁断には裁断がしやすい大きなものを使い，スキャナーは富士通の ScanSnap というものを使っている（**写真2**）。

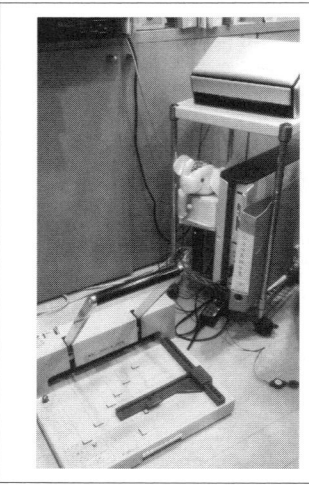

書類のデジタル化

コツコツと書籍を裁断
→スキャン
→デジタルデータ化を
　進めています

写真2

　書籍でも書類でも何でもすぐにスキャンして，Evernoteに放り込んでおくのである。
　ADHDの人というのは捨てられない。捨てると，捨てた紙がいつか必要になると思い込む。実際にはいつか必要になるということはほとんどないのだが，例えば十捨てたとして一つぐらい必要になってもどうということはないのだが，その必要になった一つの紙を捨ててしまったというすごい傷つき体験が胸に残るのである。それを防ぐために何でもかんでもスキャンしてEvernoteに放り込む。必要なときに検索すればいいということで，紙をどんどん捨てていっている。ほとんど見返すことのないような小さな研究会の紙も全部スキャンして，紙は捨てている。それまでは書類の山に埋もれていたが，この方法によりどんどん書類を捨てられるようになった。Evernoteに入れるぐらいではそんなに容量は食わないのでおすすめできる。
　また，協力してもらえるなら，ペーパーレスで周囲の人にもお願いすることである。Gmailで添付して資料を下さいと言えば，なくすこともないし，管理の必要もなくなる。一つの方法にこだわらずとも，方法はいくら

Googleカレンダーの活用

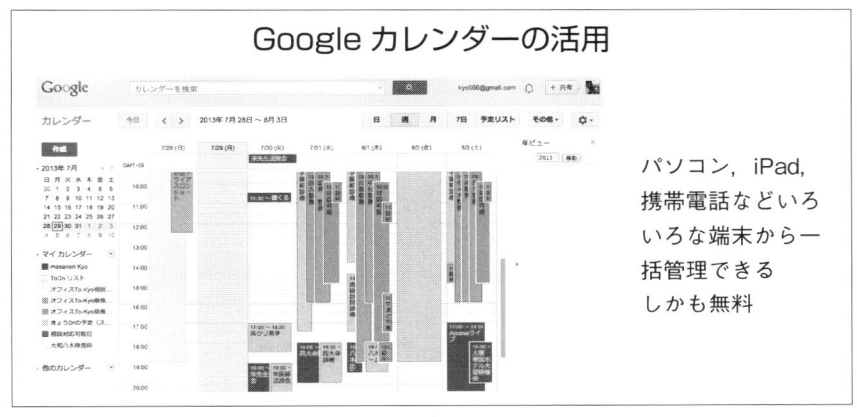

写真3

でもある。これが水平思考である。

Googleカレンダーの活用

　スケジュール管理において筆者がよく活用しているのは，Googleカレンダーである。これはパソコンでもスマートフォンでもタブレットでもさまざまな端末から一括管理できて，しかも無料なので，少しITがわかるADHDの人が使うと，スケジュール管理で困るということがなくなる。

　筆者は医大生のときに家庭教師の約束をしょっちゅう忘れていた。遊びに夢中になっていると忘れてしまい，よく電話がかかってきて，「先生！」と強い口調で言われ，「すみません，すみません」と謝っていた。一応医者の卵であり，家庭教師の腕もそんなに悪くなかったので，大目に見てもらっていた。今でもたまにアポイントを破ってしまう夢を見ることがある。しかし，Googleカレンダーを活用するようになって，本当にそういったことがなくなった。

　ちなみに筆者のカレンダーを例示してみた（**写真3**）。

　何が何やらわからない状態だが，週や時間でスケジュールを見ることが

できる。しかも，これのいいところは複数の利用者で共有できることである。筆者が運営しているカウンセリングルームのケース管理と勤務管理を一元的にカレンダー上でできるのである。医療機関，クリニックだったら，専門の受付スタッフも置けるし，電子カルテでスケジュールを管理できる。しかしカウンセリングルームの場合は，専門の受付スタッフを置く金銭的な余裕もないし，電子カルテなどとてもではないがカウンセリングルームには導入できない。そこで，どうやってスケジュール管理をしようかとみんなで悩み，Google カレンダーを使うことにしたのである。Google カレンダーでカウンセラーのスケジュールを共有して，スタッフ全員に編集の権限を与えて，「私がケースを紹介したらケースを入れるし，君らのほうでもケースが入ったらケースを入れておいて」というようにして，カウンセリングルームの管理をしているのである。

色分けもしてあり，濃い緑のものはウェブのカウンセリングサイトに連動しているもので，そこで，一般の方からも予約の空き状況が確認できるようになっている。このように管理を一元化しているのである。

今日のスケジュールを見ると，何時からカウンセリングが入っているということや，やらなければいけないことも一目でわかる。例えば「トライスーツ」と書いてあれば，破れたトライアスロンのスーツを修繕に出したので，この日に取りに行かないとトライアスロンの日に間に合わないということがわかる。

筆者はスケジュールをすべて一元管理しているので，逆に Google のデータがある日突然，破綻したりしてしまうと，途方に暮れてしまうことになる。しかし，このように Google カレンダーを使ってスケジュール管理をしている人は結構いると思うので，Google も二重，三重のセキュリティとバックアップをしてくれていると信用して使っている次第である。なくなったらみんな混乱するからそのときはそのときだと割り切ることも必要なのだ。くれぐれも完璧を求めてはならない。

ADHDの人への「べからず集」

ADHDの人にはしてはいけないという細かなテクニックがある。いくつか紹介しよう。

●ネガティブワードはできるだけ使わない

否定的な言葉は使わず，肯定的な言葉を使ったポジティブな対応をするというのが，発達障害の基本である。前述したように，声の大きい人に対しても「うるさいですよ」と言うと傷つくので，「ボリュームが8くらいになっているので，4くらいにしましょう」と言う。子どもたちに対して，学校の先生が「○○したらダメ！」と言うよりは，「○○しましょう」と肯定的な文で指導してあげるほうがいい，というのと同じことが発達障害の人にも言えるのである。

●「やればできる」と言わない

ADHDの人は，言えばちゃんとできる人たちである。しかし，「やればできる」というのは，ADHDの人には言わないほうがいいフレーズである。「やればできる」と言うと，「今までできなかったのはやる気がなかっただけだ」ということになってしまうのである。そうではなく，「やりたくてもできなかったんだね」という部分が大切なのである。今までやらなかったというのを責めているようなフレーズは気をつけたほうがいいだろう。

●整理ができない人には収納グッズを買わせない

筆者の体験を述べたい。クリニックを開業したときに，備えつけの家具で統一してもらうなど，すごくきれいに全体を設計してもらった。しかし開業後，すぐに物があふれて困った状態になってしまった。そこで，ニトリで机を買ってきたのである。机を買って，診察室の横にもう一つ机を置いて，「これで物を置くスペースができた」と，スタッフに非常に自信

満々に言ったのである。しかし，1年くらいたって，やはり物があふれるだけで何の役にも立たず，スタッフからあきれられるようになった。整理できないものを置くスペースがただ増えただけだった。こうした経験から，反省して物をどんどん捨てるようにしたのである。

このように，整理ができないという人に棚などかさばるような収納グッズを買わせたら絶対いけない。収納グッズを買わせても，物が増えるだけでうまくいかないのである。それよりも要らない物を捨てさせるほうがいいのである。

●完璧を求めない

何かタスクをする際に，完璧を求めようとしないことである。ADHDの人は，期限ギリギリまで，タスクに取りかかることができない。これは，自らタスクに関するハードルを上げていることも，要因の一つとしてあげられる。

パレートの法則というものがある。物事において，本当に重要なことの80％は，その物事のたった20％の中にすべて含まれる，というものである（例1：本のページの2割に，筆者が伝えたい8割の内容が入っている。例2：自分の作業時間の20％で，仕事の80％はできてしまう）。

要するに，100％しようとするから，100の時間がかかる。80％でいいと割り切れば，今までかかっていた時間の20％でタスクは完了するのである。このようにハードルを下げることで，取りかかりも早くなるのである。

●事前の説明はほどほどに。イライラにイライラで返さない。ゆっくりとした口調で丁寧に説明する

ADHDに限らず，精神科には心理的に余裕のない患者さんが来られる。例えば躁病患者などに食ってかかられた場合，同じように返していては，被刺激性を亢進していわゆる「火に油を注ぐ」状況になる。相手がイライラしているときほど，こちらはゆっくりとした口調で，丁寧に説明することである。例えば，初診で待ち時間が長く，診察室に入るなり明らかに不

機嫌オーラ満開のADHD患者などの場合である．そういうとき，「最初はカルテをお作りするのに時間がかかりますし，ゆっくり30分ほどかけてお話を聞くために，診察時間を最後にさせていただいたのです」などと説明する．

そのようにすると最後は「最初からそう言ってもらえればわかったのに」とすんなり納得してもらえることがほとんどである．

かといって，最初から懇切丁寧に説明すればいいというものではない．ADHD患者は細かいところに引っかかり，しつこく説明を求めてくることもある．事前の説明や診療手順はとにかくシンプルにすることが基本である．

●ポイントカードを作らない

Tポイントカードや，スポーツショップのカードなど，ポイントをためると得をするカードはたくさんあるが，いざという時に見当たらず，損をした気分になる．管理するのにも労力がかかる．ならばその労力をもっと生産性が高いことにふりわけるのが大切ではないか．故に，ADHDの人はポイントカードを作らなくてよいのである．

●高価な時計を買わない

言うまでもなく，紛失するからである．もちろんすべてのADHD患者が物をなくすわけではないが，なくし物が多いADHD患者の場合は，高価なものでなくしやすそうなものは購入しないことが一番である．その代表的なものが宝石や時計などである．

●サイズの大きな自動車に乗らない（バイクに乗らない）

不注意や衝動性から，事故を起こしては何にもならない．空間認知能力が弱いADHDタイプの場合は特に要注意である．

> ## 発達障害の人への接し方9か条

　筆者は「発達障害の人への接し方9か条」というのを作っている（**表11**）。Twitterでつぶやいたら，結構リツイートされて，みんなこういうのが好きなんだと改めて思った（Twitterアカウント　@kyo556）。

1. 時にはあきらめる
　「時にはあきらめる」というのは，「ぎりぎりにならないとできないんです。数日前に私は終えておきたい」と言う人に対して「もう無理だから，諦めましょう。できているだけでいいじゃない」ということである。

2. がんばりすぎない
　小さなことでも達成感をもち，満足するということが必要である。

3. 小さなステップで進む
　「小さなステップで進む」ということも大事である。これは結局，アジェンダの設定なのだ。今回のように本を出すということでも，筆者にとってはものすごく遠いゴールで目もくらむ思いだったのである。初めて1冊目の本を出したときは3年ぐらいかかった。しかし，そんなことをしていたら時代の流れに乗っていけない。どうしたらいいかを考えたときに，ルール設定をして，スモールステップを積み重ねることによって，それをクリアしていったら本が出るという行動設定を作りたいと考えた。そこで，まず講演会を開き，それを一つのスモールステップにした。そこでの講演をもとに原稿にすることにしたのである。
　まず大きな目標よりも小さなステップで進むというところを心がけることが大切だ。

4. まずはできることを行う
　筆者はいつかアイアンマントライアスロンに出たいと思っている。スイ

表11

```
発達障害の人への接し方 9 か条

1. 時にはあきらめる
2. がんばりすぎない
3. 小さなステップで進む
4. まずはできることを行う
5. 一つひとつ行う
6. 行き詰まったときは第三者に相談する
7. 物事を肯定的に捉える
8. できたことを認める
9. 発達障害がその人のすべてではない
```

ム 3.8km，バイク 190km，最後に 42.195km のフルマラソンを走るのだ。しかし，いきなり目標にしても挫折するのがオチである。筆者も 3 年前はプールで 25m を泳げなかった。そこでまず「25m 泳げるようになる」という現実的な目標を立てたのだが，そのように，少しずつ，ステップアップしていけばいいのである。

5. 一つひとつ行う

「まずはできることを行う」。できないことを設定しても全く無意味なのである。そして，できることを「一つひとつ行う」。

6. 行き詰まったときは第三者に相談する

行き詰まったときは当事者だけで悩まない。当事者だけで考えた場合，「下手の考え休むに似たり」ということになり，決断は裏目に出ることがほとんどである。第三者に相談するということも必要である。

7. 物事を肯定的に捉える

何事も悲観的，ネガティブに捉える人たちは，本当に考え方のスキーマ

としてこびりついてしまっているので，そこを肯定的に捉えるというのは日々のエクササイズでやっていかなければいけないことである。

8. できたことを認める

　何かちょっとしたことでも，できたことを認める。「自分なんて何の取りえもないです」と大人のADHDの人はよく言う。「私は全然何もできないダメ人間です」と言う人もいるが，「いや，あなたはダメ人間じゃない。ちゃんとこうやって診察に来たじゃない。来ない人もいるんですよ。診察室に来ているんだから，ちゃんと来ただけ偉いじゃないですか」と言って，認めてあげる。そうすると，ちょっと救われるのである。そういった本当にちょっとした，その人のできたところを治療者も探してあげないといけない。治療者がよいところを探すということは，その人を観察するということにつながる。行動観察もするし，興味をもってその人のできたところを探していけることになるので，ラポールも築ける。そういうプラスの部分もあるのだ。

9. 発達障害がその人のすべてではない

　発達障害がその人のすべてではない。ここが一番大事だと筆者は思っている。発達障害というのは，あくまでもその人をある側面から見て言い表していることにすぎないわけである。血液型占いに例えると，筆者はA型だが，A型が筆者のすべてではないし，それで全部のことを説明されても困る。「君は発達障害だから，これもできないし，あれもできない」，もしくは「俺はADHDだから，時間にルーズだけど，もういいんだ」という感じで，発達障害ですべてとしてしまうと，本当にそうやって悪いほうにどんどん転がって，「ADHDだから」というのを言いわけにするようになる。言いわけにするような発達障害の診断，レッテル貼りというのは絶対にしてはいけない。

　だから，診断や治療のガイドライン作りをしていくということでは，発達障害の診断をするのが目的ではないと思うのである。目的ではなく，あくまでも手段にすぎない。今の世の中，手段と目的を取り違えている人が

あまりにも多い。ある目的を見て手段にしていたはずなのに，その手段がいつの間にか目的化してしまって，すごく手段にこだわってしまっている人たちが多いのではないかと思う。その人がその人らしく幸せに生きていけるというのが大きな目的である。その目的のために，あくまで手段として発達障害という診断をしてあげることが，その人の大きな幸せにつながっていくのであるならば，ぜひ前向きにその診断を捉えて活用していただきたい。診断をしましょう，お薬を飲ませましょう，治療しましょうでもいいが，そういったことが本当に目的化してはいけない。あくまでもそれは，その人が幸せになるための一つの手段にすぎないということを常に意識してほしい。治療者，医師というのは診断する権利や処方する権利を独占的にもっているわけなので，逆に治療者である自分がしてはならないこと，限界性もしっかりと捉えてやっていかなければいけないのではないかと思い，この「発達障害の人への接し方9か条」を作ったのである。

第8章 よくあるADHD治療の疑問に答える Q&A

ADHDについて

Q 片づけられない人というのはADHDなのでしょうか？

A 『片づけられない女たち』[10] の影響で，「片づけができるから，うちの嫁はADHDとは違う」ということを言われる人もいるのですが，片づけができているADHDの人もいます。片づけができないからADHDと決めつけるのは危険です。片づけられないということが，スクリーニングのチェックのようになっているので，そこにだけ目が行かないようにすることが大切です。それこそごみ屋敷の住人は全員ADHDだというようなことも報道されたりします。もちろんそういう人は一定数混じっているとは思いますが，みんながみんなそういうわけではないということです。例えばこだわりの強いタイプのADHDの人は，几帳面に片づけることができます。このような人は不注意症状よりは衝動的，多動などの症状で生活に支障を来すことが多いようです。

Q ADHDというと障害と捉えられる部分が多いと思いますが，逆に良さを感じる部分はありますか？

A ストレングス・モデルという語句があります。ストレングス (strength) とは「強み・力」の意味で，ストレングス・モデルは，その人が元来もっている「強み・力」に着目して，それを引き出し，活用していく理論・実践の体系です。ADHDの良さはいっぱいあります。大人のADHDの人のいいところは，例えば仕事では結構，営業に向いていたりします。誰とでも仲よくなったり，人懐っこいところがあります。あまり人との間に距離をつくらないので，懐に入っていけるのです。そのかわり営業の人は，アフターフォローは一切できません。ですから「チームで分けなさい。アフターフォローは別のチームに引き継ぐことにしましたという感じでやりましょう」とアドバイスしたりします。

それから，集中力があります。注意欠如だからといって，集中力がないわけではないのです。集中の調整ができないのでハイパーインテンシブ，過集中におちいります。自分の興味があることにはすさまじいまでの集中力を発揮します。そのあとに過度の疲労におそわれてしまうわけですが。良いのか悪いのかはわかりませんが，私は良いところと捉えてもいいと思っています。

いい意味で忘れっぽいところもあります。切りかえが早い。だから，ADHDのお子さんをもっている親御さんでよく，「あれだけ怒っていたのに，もう何分かたったらケロッとしている。許せない」という方もおられます。「それだけ引きずらないということだから，いいことですよ」と伝えるようにしています。そのぶんADHDの人は情熱的であったり，情にもろかったり，探していくと良いところはたくさんあります。

結局，良いところというのは悪いところの裏返しなのです。ですから，そういったところを探していってあげる。「私はいい加減で」という患者さんがいたら，「そんなに根を詰めてやっていたら死んでしまいますよ。そういういい加減なところも良いところじゃないの？」と言ってあげます。

無理やり良いところを探すというのではなくて，悪いところを裏返しに

していく。それがリフレーミングというところにつながります。「視点を転換して，事実は変わっていないけれども捉え方が変わることによって悪いこともいいことになるよ」ということです。

Q ADHDの人は集中力があると言われましたが，アスペルガータイプの人もすごく集中力があると思います。その集中力というのはアスペルガーと似たようなものと考えてもいいのでしょうか？

A アスペルガーの人のように，放っておいたら何時間も作業するというのはあるかもしれませんが，アスペルガーの人は興味があるから集中するというわけでもありません。逆に興味が狭いがために，そこにすごくこだわってしまって抜けることができずに同じことを繰り返しやる。そんな変な安心感の中に入ってしまって反復作業をしてしまうのです。ADHDの人は，本当に必要で興味のあることに集中します。ですから，いい方向に生かせればと思います。ただし，過集中をすると，疲れてしまうので，時間を区切る，アラームをつける，という構造設定は必要です。疲れ果ててもいいから，と過集中を利用して大きな仕事をやってのける人もいます。

Q ADHDの人の生活改善で，やるといいということは何かありますか？

A 運動や瞑想がおすすめです。瞑想によって前頭葉の機能が活性化するという論文もあります。マインドフルネス瞑想も，ADHDの人にいいのではないかと思います。ADHDの人は待つことができないので，瞑想をすることによって，衝動性の緩和のトレーニングとして役立つのではないかと思います。しかし，一人で瞑想というのは心が折れます。私も瞑想をするようにしているのですが，それでも5分，10分で「もういいか」みたいな感じで嫌になります。本当は30分，1時間したほうがいいよう

ですが，そこまで時間もとれません。

　マインドフルネス瞑想では，歩行瞑想というものもあります。歩きながらいろいろなものに意図的に注意を払って，あるがまま歩くというようなものです。私は自分で水泳瞑想と言っているのですが，泳ぎながら瞑想しています。そういうものでも効果はあるのではないかと思います。

診療について

Q 患者さんが来て，先生方が最初に面接するときに聞く，決まったパターンというのはあるのでしょうか？

A 私は，いつも来られたら，あいさつをして，自己紹介をして，「今日はどういった理由で来られましたか」ということを聞きます。問診は書いてくださっているのですが，もう1回，それでなぞってみます。その人の言葉でもう1回聞くのです。

　ADHDに関しては，ADHDという基礎的な知識をどの程度持っているかは確認します。例えば，「先日テレビで見て，ADHDというのは私に当てはまると思いました」というレベルだったら，「もう1回，本を読んで勉強しましょうよ」というところから始めます。いっぱい本を買って，たくさん線を引いている人もいるので，そういう人には，あまり心理教育的な部分は根を詰めてやらなくてもいい。その人の知識の習得度に合わせて，確認をします。どこで知ったか。何で知ったのか。いつ知ったのかというのは，こだわって聞いています。

Q 医師がやる精神療法というのは，ある程度パターンは決まっているのでしょうか？

A 一般的に精神科医は精神療法に関してはあまり武器をもっていません。残念ですが事実です。基本的には「ふん，ふん」と聞いて，「ああ，大変だね。……しんどいね」というような支持的な精神療法がメインにな

ります。そこからどんな技法を上乗せしていくかというのは，そんなにありません。具体的な生活改善のスキルを一緒に考えて伝授していくというのが，どんな先生でもできて，なおかつ ADHD の人に有用である精神療法ではないかと思います。私がトレーニングを受けたトラウマ処理を扱う EMDR などになると，大変なスキルを要するので，それを全部，精神科医がやる必要はないと思っています。いずれ取り組んでいただきたい技法ではありますが……。

　生活改善については，その人その人に合わせて，その人の生活場面に応じて一緒に考えていくということが大切なのです。どの場面でどのように困っているか。オーダーメイドで一緒に考えていってあげないと，その人には伝わっていきません。創意工夫が必要です。しかし，その創意工夫は医師自身の生活にも役立ちます。私は，自分の生活で，ADHD の診療や知識が本当に役立ったと思っています。本を書く方法にしてもそうですし，システム作りもそうです。ADHD の人は根気が続かない。気合いや根性論で何かをやるというのは絶対ダメで，そうではなくて，最初のシステム作りを大事にしています。

Q 初診のチェックリストで，CAARS と AQ-J というテストがありましたが，特にトレーニングがなくても簡単に使えるものなのでしょうか？

A 使えます。ただし CAARS は専門家としての登録が必要です。基本的に自己記入チェックリストですし，AQ-J もそうです。AQ-J をとるのは，アスペルガーとの鑑別のためです。ただし，高い，低いというのはあまりこだわらなくてもいい。なぜなら，ADHD の人というのは，診断してほしいから，どうしても高めに自己採点されるからです。ですから，私の中では CAARS などに関しては，診断のためのツール，そして症状治療経過を見るためのツールという位置づけでも考えています。あれがすべてではありません。

やはり大切なのはWAIS-Ⅲを中心とした心理検査です。自己記入のチェックリストとは比べものにならない客観的な情報が得られます。

Q 精神科医は慣れてくると，統合失調症の鑑別は大体感じでわかると言います。同じように，本当にADHDなのか，そうではないのか，感覚的にわかるものですか？

A 私はわかると思っています。話をしていると，「ああ，ADHDだな」という感覚があります。この人はADHDよりもアスペルガーかなというのも感じます。

ただし，そういう感覚というのが精神科医にとって必要な感覚かというと，あまり感覚に頼りすぎても危険です。

もちろん，感覚は大事にしてもいいのではないかなとは思います。統合失調症のプレコックス感みたいなものが，距離の取り方であったり，声の大きさであったり，ADHDでもあります。混合型の人は，やはり声が大きい人が多いと思います。

Q 心理検査はどのようなことを行っているのですか？

A 当院では，前の章でも述べられているように，WAISとバウム・テスト（樹木画法）や人物画などの描画テストをルーチンにしています。バウムや人物画は，視覚的な情報で見て，わかりやすいところがあります。例えば人物画なら，足首と手が全然違うとか，耳を描くのを忘れているという人もいます。ADHDとアスペルガーの鑑別で，人物画でアスペルガーの人は人の顔を認識できないので，のっぺらぼうの顔を描いたり，顔を描けませんといった反応をする人がいます。本当にのっぺらぼうの顔を何人も見てきたので，昔は気持ち悪いと思いましたが，「これはまたこの絵だな」という感じでわかるようになりました。

Q 姜先生のカウンセリングルームでは，行動療法などをカウンセラーが行うといった運用をされているのですか？

A 5分の精神療法の中でやれることはやります。だから，当院では臨床心理士はいますが，大人のカウンセリングはしていないのです。基本的に児童精神のカウンセリングしかしていなくて，私が運営している外部のカウンセリングルームや，もちろんほかのカウンセリングルームを紹介して，時間がかかりそうな人はそこにお願いします。ですが，「君は薬では治らないから，カウンセリングに行きなさい」というような振り方はしていません。5分の精神療法でもできることはすごくあるので，その中で行動療法的な行動処方をしています。

Q 行動療法のPDCAというのはどんなものですか？

A PDCAというのはビジネスの用語で，Plan-Do-Check-Actionの略です（p.44）。別に行動療法の用語ではありません。ただ，行動療法にすごく共通しています。プランニングして，実行して，チェックして，またアクション，アセスメントするという部分においては行動療法と一緒だと思っています。

行動療法でうまくいかないのは，最初のプランニングの段階が間違っている場合が多いのです。患者さんが達成できないのは，患者さんに出す宿題が悪いので，これは医師が悪いのです。ですから，できそうな宿題を出してあげるということが大事なのです。患者さんは自尊心が低下して，二次障害も起こしているような人たちです。いかにその患者さんの自尊心を傷つけずに，モチベーションを切らさず，診療に来るたびに達成感をもって帰っていただき，実生活で頑張って生きようと思ってもらうかというところが大切なのです。

薬物療法について

Q 薬では，例えばちょっと衝動的な人などに，併用でメジャートランキライザーを使うことはありますか？

A 基本的に使いません。もちろん例外はあります。また，併存疾患として双極性障害などがある場合も使用することがあります。かつて，大人のADHDの治療でリタリンが使えなくなったときに，抗うつ薬でノリトレン（一般名：ノルトリプチリン），トレドミン（一般名：ミルナシプラン）など，ノルアドレナリン系に作用する薬が服用を理論的に効くのではないかと思って使ったことがありました。しかし患者さんが服用を続けられませんでした。ADHDの人は待てないので，我慢して飲み続けたら効果が出るからと説明するのですが，すぐに効果が出ないので通院治療のモチベーションが保てなくなる。ではなぜストラテラ（一般名：アトモキセチン）は待てるかというと，ストラテラはADHDに適応をとっているから，患者さんの中で「適応がある薬を飲んでいる」という拠り所ができて，待てるのです。信じられるよすがある。この薬は日本で使えるADHDの唯一の治療薬だからということでモチベーションが保てるのです。しかし，ノリトレンやトレドミンになってくると，「効くかどうか，わからないと先生は言っていたし」という感じで，続かなかったのです。

衝動性などにデパケン（一般名：バルプロ酸ナトリウム）やリスパダール（一般名：リスペリドン）という発想もあるのですが，それはADHDそのものに対する治療ではなく，併存症に対する治療です。併存症として何か行為障害的なものがあったり，そういう看過できないレベルであるのであれば併存症に対して治療してもいいと思いますが，それは中核のADHDには効きません。眠れない人にせいぜい睡眠薬ぐらいは出しますが，できるかぎり薬は最小限で，単剤で使っていかないと，何が効いて何が悪さしているのかわからなくなってしまいます。

Q 患者さんが来てADHDらしいという場合，精神療法や生活の工夫もあるわけですが，薬を出す基準のようなものはあるのでしょうか？

A 薬物療法を行うかどうか迷うときにどうするかですね。例えばCAARSをつけてもらいますが，結局あれも現在の症状の重症度に加えて，あくまで治療経過や過程を見る指標にすぎないのです。ですから，どれぐらいであったら薬を出すかという明確な基準はありません。ただ，ADHDの症状があって，社会的にその人が困っておられるのかどうかというので，処方するかどうか決めます。

　ただし，試しに出すということはしません。ある程度診断がちゃんとついている人だったら，出してみようかということはありますが，生育歴も親からとれていないし，心理検査もできていない，CAARSもとれていないのに，初診でいきなり来てストラテラ（一般名：アトモキセチン）を出すということは，絶対してはいけないと思います。それで結果的に効いたから，「やっぱり君はADHDだったんだね」というのは，ちょっとショートカットしすぎです。難しいですが，やるべきステップはいっぱいあります。

Q アトモキセチンが効くまでに4週間ぐらいかかると言われています。子どもの場合，効くまでに徐放型メチルフェニデートも一緒に出すということはありますか？

A アトモキセチンが効くようになってきたら，徐放型メチルフェニデートを抜いていくということだと思いますが，最初から併用していくということはしていません。安全性の問題からしてもあまりよくない。もしやるのなら，徐放型メチルフェニデートを使って，効果判定をした上で，それから併用や切り替えを考えるということです。チックの問題があるにせよ，ないにせよ，依存性の問題も勘案して，アトモキセチンのほうがいい

と思ったら，クロステーパリングというか，増やしながら減らしていくということをしたほうが絶対安全性はあると思います。

やはりいきなり2剤同時に出すと，副作用が出たときに，どっちが悪さをしているのかがわからなくなります。

Q 良くなってきたら，薬は減らしていくのでしょうか？

A 大人のADHDの場合は，どの段階で薬を減らしていくかは課題になってくると思います。治験では薬は最後はやめないといけないので，やめてそのまま治療も含めて終診になった人はいます。薬のやめどきに関しては，海外でも諸説いろいろあり，死ぬまで飲むべきだと断言している先生もいます。機能障害というのは生まれつきのものであって，一生治るものではないから，薬でそのアンバランスを是正してあげるべきだという主張があります。

ただし，私自身は，次のように考えています。薬を飲むことによって機能障害が改善した場合，そのあいだに獲得できたスキルは絶対あるわけです。今まで余裕がなくて獲得できなかったものが，薬を飲むことによって方法論が確立できれば，たとえ薬がなくなったとしてもその方法論は残るはずです。ですから，薬を飲んでいるあいだにそういったスキルや方法論をしっかり確立してしまって自分ものにすれば，薬を減らしていくことはできると思っています。うまくいった症例では，常に薬は減らしていきたいと考えています。

ADHDの治療にかかわらず，うつ病の治療でも薬をいつ減らすかというのは，タイミングをはかる必要がありますよね。それでも，やはり何回もやったけれどもダメな人の場合は，肝機能障害など副作用のモニタリングをしながら薬は飲んでいただくということになります。しかし，安易に一生飲まないといけないというのは，私はあまり言いたくない。困っているときに薬を飲むことによって，余裕ができ，獲得する技術を高めることができる。そして，獲得したスキルを維持し，それを根づかせるのは，薬の力ではなくて，その人の自助努力だと思うのです。

付録1

ADHD DSM-5
1. 不注意（▶本文 p.29）
2. 多動性―衝動性（▶本文 p.31）

注
ここに示す DSM-5 の訳は筆者による訳である。

ADHD　DSM-5　不注意

（1）不注意
以下の不注意の症状のうち6つ（またはそれ以上）が少なくとも6カ月間持続したことがあり，その程度は不適応的で，発達の水準に相応しないもの：
注釈：症状は挑戦的な態度，反抗，敵意，仕事や指示に対する理解のなさによるものではない。17歳以上の青年や成人においては5項目（またはそれ以上）でよい

（a）学業，仕事，またはその他の活動において，しばしば綿密に注意することができない，または不注意な過ちをおかす。（たとえば細部を見逃したり過大評価する。仕事がずさんである。）

（b）課題または遊びの活動で注意を持続することがしばしば困難である。（たとえば講義や会話，長い文章を読むことに集中し続けることが困難。）

（c）直接話しかけられたときにしばしば聞いていないように見える。

（d）しばしば指示に従えず，学業，用事，または職場での義務をやり遂げることができない。（たとえば，仕事を始めてもすぐに集中を失い，容易にわき道にそれる。）

（e）課題や活動を順序立てることがしばしば困難である。（たとえば，作業を連続してやり遂げることが難しい。用具や持ち物を整理しておくことが難しく，まとまらない仕事ぶりである。時間管理が苦手。締め切りに間に合わない。）

（f）精神的努力の持続を要する課題に従事することをしばしば避ける，嫌う，またはいやいや行う。（たとえば，学業や宿題。青年や成人の場合ではレポートを作成したり，書類を完成したり，長い論文を参照したりすること。）

（g）課題や活動に必要なものをしばしばなくしてしまう。（たとえば，文房具，鉛筆，本，工作用具，財布，鍵，事務書類，メガネ，携帯電話。）

（h）しばしば外からの刺激によって容易に注意をそらされる。（青年や成人の場合は，無関係な考えにとらわれることも含まれる。）

（i）しばしば日々の活動で忘れっぽい。（たとえば，家事，雑用。青年や成人では折り返し電話をすること。支払い，約束を守ること。）

ADHD　DSM-5　多動性—衝動性

（2）多動性—衝動性

以下の多動性—衝動性の症状のうち6つ（またはそれ以上）が少なくとも6カ月間持続したことがあり，その程度は不適応的で，発達の水準に相応しないもの：

注釈：症状は挑戦的な態度，反抗，敵意，仕事や指示に対する理解のなさによるものではない．17歳以上の青年や成人においては5項目（またはそれ以上）でよい

（a）しばしば手足をそわそわ動かしたり，または椅子の上でもじもじする．
（b）しばしば座っていることを要求される状況で席を離れる．（たとえば，教室，オフィスやその他の職場，あるいはそこにいなければならない状況で自分の席を離れてしまう．）
（c）しばしば，不適応な状況で，余計に走り回ったり高い所へ上がったりする（青年または成人では落ち着かない感じの自覚のみに限られるかもしれない．）
（d）しばしば静かに遊んだり余暇活動につくことができない．
（e）しばしば「じっとしていない」またはまるで「エンジンで動かされるように」行動する．（たとえば，レストランやミーティングなどで長時間じっとしていることができない，あるいは居心地が悪く感じる．他人からは落ち着きのない人，じっとしていられない人と見えるかもしれない．）
（f）しばしばしゃべりすぎる．
（g）しばしば質問が終わる前にだし抜けに答えてしまう．（たとえば，他人の発言に割り込んだり，会話で次の番を待てない．）
（h）しばしば順番を待つことが困難である．（たとえば，並んで待っている間．）
（i）しばしば他人を妨害し，邪魔する（たとえば，会話やゲームに干渉する．他人のものを許可を得ずに勝手に使い始める．青年や成人では他の人が行っていることに割って入ったり，勝手に引き継いだりしてしまう．）

付録2

問診票
- 一般外来用（▶本文 p.59）
- 発達外来・児童思春期外来用（▶本文 p.59）

【一般外来用】

予約受付日　　　／
ID：

問診票記入のお願い

　当院では，初めてお越しの患者様には，医師による診察の前に，予診を兼ねてあらかじめご相談の内容等をお伺いしております。

　お手数をおかけいたしますが，以下に必要事項をご記入の上，受付までお持ちください。

　診察をスムーズに進め，患者様の待ち時間をできるだけ短縮すべく努力しておりますので，どうぞご協力をお願いいたします。

記入者（○をつけてください）　ご本人・ご家族（続柄　　　　）

*本日受診される方のお名前（ふりがな）		男・女
*生年月日	昭和・平成　　　年　　月　　日　*年齢	歳
ご職業		
*ご住所	〒	
*お電話番号		
*家族構成 ○をつけてください	祖父・祖母・父・母・(ご本人)・きょうだい（　　　　　） 配偶者（夫／妻）・子ども（年齢など：　　　　　　）	
当院を受診されたきっかけ	医療機関からの紹介　・　公的相談機関からの紹介 ホームページ・パンフレット・チラシ・タウン誌 電話帳／タウンページ・知人に聞いて 通りすがり／看板を見て・その他（　　　　　）	
*紹介状はお持ちですか？	いいえ　・　はい（　　　　　　　　　）より	

＊は必須

きょう　こころのクリニック

【一般外来用】

◆以下の項目にお答えください

① 本日のご相談内容
・
・

② ①に関する具体的なエピソード
・
・

③ 上記の問題が生じた　あるいは　問題に気づかれたのはいつ頃ですか？

④　①についてこれまで相談された機関（病院，カウンセリングなど）はありますか？
ない　・　ある　（　　　　　　　　　　　　　　　　　　　　　　　　）

⑤　これまでに大きな病気をされたことはありますか？
ない　・　ある　（　　　　　　　　　　　　　　　　　　　　　　　　）

⑥　現在服用しているお薬はありますか？
ない　・　ある　（　　　　　　　　　　　　　　　　　　　　　　　　）

⑦　食べ物や薬物などのアレルギーを指摘されたことはありますか？
ない　・　ある　（　　　　　　　　　　　　　　　　　　　　　　　　）

⑧　ご家族，ご親戚の中に上記①と同様のことでお困りの方はいらっしゃいますか？
いない　・　いる　（診断名or症状：　　　　　　　　本人との続柄：　　　　）

きょう　こころのクリニック

【一般外来用】

◆現在の状態についてお答えください（必須）

⑨　睡眠はきちんと取れていますか？ 　　　　問題ない　・　寝つきが悪い　・　途中で何度も起きる　・　昼夜逆転
⑩　食事はきちんと取れていますか？ 　　　　問題ない　・　問題あり（　食欲がない　　食べ過ぎる　　不規則　）
⑪　その他，特に気になることはありますか？

◆今回の診察で特に希望されることがありましたら○をつけてください

　　　　　　　薬を出してほしい　・　他院での処方を調整してほしい

専門医の意見を聞きたい　・　ゆっくり話を聞いてもらいたい　・　セカンドオピニオン

　　　心理検査／発達検査をしてほしい　・　臨床心理士の心理療法を受けたい

　　　　　　　　　　　　※ご本人の年齢，症状，状態によっては，ご希望に添えない場合もございます

お疲れさまでした。
この問診票を受付へお持ちになり，診察まで今しばらくお待ちください。

きょう　こころのクリニック

【発達外来・児童思春期外来用】

予約受付日　　　／
ID：

問診票記入のお願い

　当院では，初めてお越しの患者様には，医師による診察の前に，予診を兼ねてあらかじめご相談の内容等をお伺いしております。
　お手数をおかけいたしますが，以下に必要事項をご記入の上，受付までお持ちください。
　診察をスムーズに進め，患者様の待ち時間をできるだけ短縮すべく努力しておりますので，どうぞご協力をお願いいたします。

記入者（○をつけてください）　ご本人 ・ ご家族（続柄　　　　　　）

本日受診される方のお名前（ふりがな）		男・女
生年月日	平成　　　年　　　月　　　日	年齢　　　歳
幼稚園 ・ 保育園（年少・年中・年長） ・ 小学校（　　）年生　中学校（　　）年生 ・ 高等学校（　　）年生 ・ その他（　　　　　）		
ご住所	〒	
お電話番号		
家族構成　○をつけてください	祖父 ・ 祖母 ・ 父 ・ 母 ・（ご本人）・ きょうだい（　　　　　　）　その他（　　　　　　　　　　　　）	
当院を受診されたきっかけ	医療機関からの紹介 ・ 公的相談機関からの紹介　ホームページ ・ パンフレット ・ チラシ ・ タウン誌　電話帳／タウンページ ・ 知人に聞いて　通りすがり／看板を見て ・ その他（　　　　　　）	
紹介状はお持ちですか？	いいえ ・ はい（　　　　　　　　　　　　　）より	

きょう　こころのクリニック

【発達外来・児童思春期外来用】

◆以下の項目にお答えください（必須）

① 本日のご相談内容
。
。

② ①に関する具体的なエピソード
。
。

③ 上記の問題が生じた　あるいは　問題に気づかれたのはいつ頃ですか？

④ ①についてこれまで相談された機関（病院,子ども家庭センターなど）はありますか？
ない　・　ある　（　　　　　　　　　　　　　　　　　　　　　　　　　）

⑤ これまでに大きな病気をされたことはありますか？
ない　・　ある　（　　　　　　　　　　　　　　　　　　　　　　　　　）

⑥ 現在服用しているお薬はありますか？
ない　・　ある　（　　　　　　　　　　　　　　　　　　　　　　　　　）

⑦ 食べ物や薬物などのアレルギーを指摘されたことはありますか？
ない　・　ある　（　　　　　　　　　　　　　　　　　　　　　　　　　）

⑧ ご家族，ご親戚の中に上記①と同様のことでお困りの方はいらっしゃいますか？
いない　・　いる　（診断名or症状：　　　　　　　本人との続柄：　　　）

◆ご相談の内容が<u>お子さまの発達に関すること</u>である場合⑨～⑮にもご記入ください

⑨ 妊娠中　周産期　あるいは　出生時　に何か特別なことはありましたか？
ない　・　ある　（　　　　　　　　　　　　　　　　　　　　　　　　　）
出生時体重　（　　　　　　　　　　　）g

きょう　こころのクリニック

【発達外来・児童思春期外来用】

⑩	人見知り（　あった・なかった　）　　あやすと笑う（　あった・なかった　） はいはい（　　）ヶ月　　つかまり立ち（　　）ヶ月　　始歩（　　）ヶ月 始語（　　）ヶ月　　しゃべった言葉（　　　　　　　　　　　）
⑪	１歳半健診　　　問題なし　・　指摘された（　　　　　　　　　　　） ３歳児健診　　　受けず　・　問題なし　・　指摘された（　　　　　　）
⑫	公的機関や病院で療育あるいは訓練などを受けられたことはありますか？ ない　・　ある（　　　　　　　　　　　　　　　　　　　　　　　　）
⑬	<u>現在</u>　お友だちとのつきあいはうまくできていますか？　※幼稚園以上 問題ない　・　気になる（　　　　　　　　　　　　　　　　　　　）
⑭	学習面で気になることはありますか？ お勉強は楽しめていますか？　※小学生以上 問題ない　・　気になる（　　　　　　　　　　　　　　　　　　　）
⑮	その他　発達に関して気づかれたことがありましたら教えてください

◆今回の診察で特に希望されることがありましたら○をつけてください

薬を出してほしい　　・　　他院での処方を調整してほしい

専門医の意見を聞きたい　・　話を聞いてもらいたい　・　セカンドオピニオン

心理検査／発達検査をしてほしい　・　臨床心理士の心理療法を受けたい

ペアレント・トレーニングや療育プログラムを受けたい（※現在は行っておりません）

<u>※ご本人の年齢，症状，状態によっては，ご希望に添えない場合もございます</u>

お疲れさまでした。
この問診票を受付へお持ちになり，診察まで今しばらくお待ちください。

きょう　こころのクリニック

付録3

発達心理検査所見 (▶本文 p.72)

ID：3
氏名：姜昌勲
生年月日：1970/03/03
検査日：2011/02/15
年齢：40歳11ヶ月

《神経心理検査結果》

◎WAIS-III

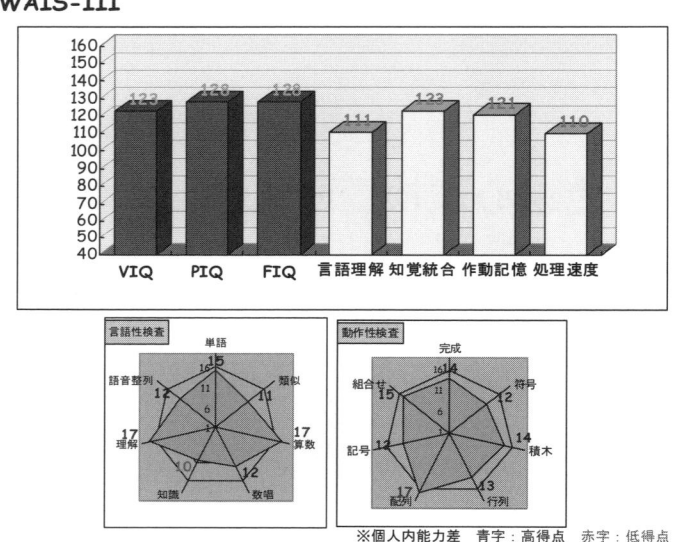

	VIQ	PIQ	FIQ	言語理解	知覚統合	作動記憶	処理速度
得点	123	120	128	111	123	121	110

言語性検査
- 単語 15
- 類似 11
- 算数 17
- 暗唱 12
- 知識 10
- 理解 17
- 語音整列 12

動作性検査
- 完成 14
- 符号 12
- 積木 14
- 行列 13
- 配列 17
- 記号 12
- 組合せ 15

※個人内能力差　青字：高得点　赤字：低得点

　知的水準は標準域を上回り優れています。VIQ（言語性能力：言語力や計算力、記憶力など）とPIQ（動作性能力：見て手を使う力や効率の高さ）のバランスも良好です。

　まず言語性能力においては、〈算数〉と〈理解〉の高さが際立っています。計算力に優れ、正確で迅速であることと、社会的なルールや物事の道理についてよく理解していることが示されています。一方、〈知識〉については標準値ながら相対的に低めとなっています。突出した計算力や言語理解力に比べると、常識的な"事柄"について広く情報収集するということはあまり得意ではないようです。

　次に動作性能力については、言語性能力に比べ全体的に高くバラつきの少ない力を示しています。特に〈配列〉の高さからは、合理的な思考や類推力の高さ、状況理解の速さがうかがえます。視知覚認知や構成力も高く、有意味刺激・無意味刺激ともに高い処理能力を持っていると言えます。

ID：3
氏名：姜昌勲
生年月日：1970/03/03
検査日：2011/02/15
年齢：40歳11ヶ月

◎描画テスト

　樹木画では、用紙やや左寄りに図のような木を描いています。CMに出てくる木をイメージしたとのことです。木陰では人が涼んでおり、季節も初夏で気持ちよく過ごしている様子がうかがえます。木に合わせて用紙は横向きに使われており、茂みは平たく丸みを帯びた三角形で、右上には太陽も描かれています。現在姜さんは、自分の置かれた環境や周囲からの評価に対して十分に満足しているとは言えず、自身の持つ力と必ずしもマッチしていないと感じているようです。力関係の中に置かれているという意識がうかがえ、仕事に関わる人間関係においてもさることながら、周囲の強い異性に気圧されるような場面もあるかもしれません。対人的には、自己顕示的な一面と、情緒面の繊細さからくる控えめで恐れやすい一面が混在し葛藤を生むような場面のあることが推察されます。一方でご自身の疲れやそのケアに対する意識は高く、ご自身の状態の維持に努められていることがうかがえます。

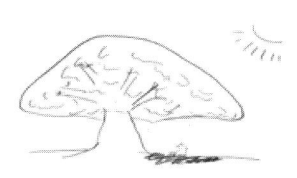

　人物画では、左のようなご子息の絵を描いています。塾帰りの場面とのことです。ご子息に対する愛情や注目度の高さ、良好な関係を築こうとする心がけなどがうかがわれます。笑っている目は単線で描かれており、腕はやや短めに描かれています。ご自身で気付かれていましたが手首の描き方が左右で違いがあったり、同様に足首の部分も左右で異なっていることからはやや不注意で大雑把な傾向が見受けられます。日常生活の中で多少の無力感を感じることがあるとすれば、背景には高い目標を掲げそれに手が届かない、十分達成できないといった経験があるかもしれません。

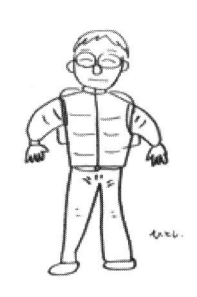

ID：3
氏名：姜昌勲
生年月日：1970/03/03
検査日：2011/02/15
年齢：40歳11ヶ月

◎日常生活など

　知的水準は標準域を上回って優れており、言語性能力と動作性能力のバランスもよく高い総合力を示しています。特に計算力・視覚処理・合理的思考に優れ、社会的な物事のルールや道理にも精通しています。ただ、そういった面の強さに比べると、一般常識的な事柄の習得については標準的です。知人との会話やご子息の勉強内容に触れる中で、思わぬ部分の抜け落ちに気付かれる場面もあるかもしれません。日々の生活の中で、いつも注目しないところにあえて目を向けてみる、違う情報メディアを活用してみるなど、時には既存のパターンにはまらない情報収集をすることで、より幅広い柔軟な知識を得ることができると思われます。

　性格的に、あまり派手な自己アピールは好みませんが、能力に見合う評価を求める気持ちは内包しており、自分に対する自信も秘めています。それだけに自己評価と周囲の評価や思惑の間にギャップを感じ戸惑ったり不満を感じることもあるかもしれません。高い目標を無闇に追い過ぎず、高いセルフケア力を基盤にしてご自身のペースで一つずつクリアすることが、深く着実な達成感を得ることのできる近道と考えられます。

文　献

1) Conners, C.K., Erhardt, D., Sparrow, E. 著，中村和彦 監修，染木史緒，大西将史 監訳『CAARS　日本語版（Conners' Adult ADHD Rating Scales）』金子書房.
2) 星野仁彦『発達障害に気づかない大人たち』祥伝社，2010.
3) 姜昌勲『他人うまくいかないのは，発達障害だから？』PHP新書，p.30，2012.
4) 姜昌勲『あなたのまわりの「コミュ障」な人たち』ディスカヴァー・トゥエンティワン，p.116-122，2012.
5) Kyo, M., Iida, J., Negoro, H. et al.：Relationship between event-related potentials and severity of attention deficit hyperactivity disorder in children. *Japanese Journal of Child Psychiatry*, 48：1-10, 2007.
6) 松本俊彦「薬物依存と発達障害」精神神経学雑誌，115：642-651，2013.
7) 中村和彦，大西将史，内山敏ほか（第108回 日本精神神経学会学術総会シンポジウム）「成人期のADHDの疫学調査」精神経誌，SS218-SS225，2013.
8) 根來秀樹，大西貴子「成人期とサイコセラピー」精神科，17：475-479，2010.
9) 根來秀樹，姜昌勲「小児ADHD薬物治療中に出現した食欲不振への対応―メチルフェニデート塩酸塩徐放錠による食欲不振に対するモサプリドクエン酸塩の効果―」月刊精神科，17：669-676，2010.
10) サリ・ソルデン著，ニキ・リンコ訳『片づけられない女たち』WAVE出版，2000.
11) 杉山登志郎『発達障害のいま』講談社，2011.
12) 内山登紀夫「注意欠陥／多動性障害と自閉症スペクトラム」児童青年精神医学とその近接領域，48：288，2007.
13) Wender, P.H.：Attention-deficit hyperactivity disorder in Adults. *Psychiatr Clin North Am*, 21：761-774, 1998.
14) Wilens, T.E., Waxmonsky, J., Scott, M. et al.: An open trial of adjunctive donepezil in attention-deficit/hyperactivity disorder. *Journal of Child and Adolescent Psychopharmacology*, 15：947-955, 2005.
15) 読売新聞のwebサイト「ヨミドクター（yomiDr.）」http://www.yomidr.yomiuri.co.jp/page.jsp?id=80469　より，2013年6月29日.
16) 吉田友子『自閉症・アスペルガー症候群「自分のこと」のおしえ方―診断説明・告知マニュアル―』学研教育出版，2011.

おわりに

　大人の ADHD 診療は難しい，ややこしい。そのようなイメージがあるのは残念なことである。たしかに，自閉症スペクトラム障害と違い，表情や仕草からはすぐには ADHD 特性というのはわかりにくいものである。だからこそ，そこに彼らの生きづらさがあるのだ。

　ADHD 患者は，見た目は普通の人とまったく変わらない。お調子者で，おっちょこちょい。気分にむらっけがあって，ケアレスミスも多い。意識の問題であって，単に普段の注意が足りない，努力が足りないだけだろう，と周囲の人からは思われてきたのである。

　臨床家の先生方にお願いがある。大人の ADHD ではないか，と受診してきた患者を，どうか安易に追い返さずに，診てあげてほしい。また，併存疾患にひそむ ADHD 特性を見逃さない視点をもっていただきたい。その上で彼らのこれまでのつらさに寄り添い，具体的な解決策を一緒に考えてほしい。ADHD 患者と一緒に考えた問題解決アプローチは，きっとうつ病や不安障害など，先生方の普段の精神療法に大いに役立つはずである。

　大人の ADHD 診療は楽しく，自分の人生にも役に立つ。この本を読んで，明日からの診療で実践していただき，そう実感される先生が増えることを，心の底から願っている。

謝辞

　この本は，月刊精神科治療学の特集企画「大人の ADHD 臨床」に投稿した原稿をきっかけに企画が立ち上がり，執筆に至りました。

　「大人の ADHD 臨床」について執筆をするようにお勧めいただいた本田秀夫先生，星和書店さんとの打ち合わせをご多忙のところコーディネートしていただき，本当に感謝しています。先生がいなければこの本は生まれていませんでした。

　励まし見守りながら執筆を辛抱強く待ってくださった星和書店石澤雄司

社長，そして僕のまとまらない原稿をわかりやすく形にしてくれた編集の桜岡さおりさん，ありがとうございました。一人でも多くの臨床家の先生にこの本が届き，大人のADHD患者さんが救われることになれば素晴らしいことです。星和書店のみなさんに形にしていただかなければ読者さんにも届きません。これからもよろしくお願い致します。僕は本の力を信じています。

　また，日々の診療で落ち着きのない僕を支えてくれている医療法人きょうのスタッフ，Tokyo大人のADHDラボ，きょうこころのケアルームのスタッフにも感謝しております。こんなトップですがこれからもよろしく。

　僕のADHD臨床のきっかけは，奈良県立医科大学での研究に参加したことでした。研究に誘い，指導していただき，そして今回の原稿執筆にも専門家の視点からアドバイスをいただいた根來秀樹先生，ありがとうございました。そもそも先生がいなければ児童精神科医になっていたかどうか，本当にわかりません。これから社会に貢献していくことで，恩返ししていきます。感謝しています。

　また，ADHD特性バリバリの落ち着きない研修医時代から温かく厳しい指導をいただき真人間にしてくださった岸本年史教授，飯田順三教授，ありがとうございました。奈良から世界を変えていける人間をめざし，精進を続けたいと思います。

　両親と，兄弟，妻，子ども，愛犬ピノコ，サラン。僕のADHD特性を理解して上手に対応してくれる家族がいたから，僕は今までも頑張ってこられました。ありがとう。

　多くのADHD患者さんが，周囲の人から理解してもらえる世の中になるように，これからもがんばっていきたいと思います，ぼちぼちと。

姜昌勲

■著者■

姜 昌勲（きょう まさのり）

大阪府出身。医学博士，臨床心理士。専門は児童精神医学，一般臨床精神医学。
1997年，奈良県立医科大学医学部卒業。奈良県立医科大学精神医学講座助手（助教），同大附属病院精神科病棟医長を経て，現在，医療法人きょう理事長。
2005年，奈良市（学園前）に「きょうこころのクリニック」開院。2010年，「大和西大寺きょうこころのクリニック」開院。2012年，心理カウンセリングルーム「Tokyoおとなの ADHD ラボ」（東京 品川），「きょうこころのケアルーム」（奈良県 大和八木）を開設。診療，講演，執筆，産業医活動，心理カウンセリングなど活動のフィールドを広げている。著書『あなたのまわりの「コミュ障」な人たち』『他人とうまくいかないのは，発達障害だから？』『児童精神科医が教える子どものこころ Q&A70』など。
趣味はトライアスロン，手品。

明日からできる大人の ADHD 診療

2013年10月31日　初版第1刷発行

著　者　姜　昌勲
発行者　石澤雄司
発行所　㈱星和書店
　　　　〒168-0074　東京都杉並区上高井戸1-2-5
　　　　電話　03（3329）0031（営業部）／03（3329）0033（編集部）
　　　　FAX　03（5374）7186（営業部）／03（5374）7185（編集部）
　　　　http://www.seiwa-pb.co.jp

Ⓒ 2013　星和書店　　Printed in Japan　　ISBN978-4-7911-0858-9

- 本書に掲載する著作物の複製権・翻訳権・上映権・譲渡権・公衆送信権（送信可能化権を含む）は (株) 星和書店が保有します。
- JCOPY 〈(社) 出版者著作権管理機構 委託出版物〉
  本書の無断複写は著作権法上での例外を除き禁じられています。複写される場合は，そのつど事前に (社) 出版者著作権管理機構（電話 03-3513-6969，FAX 03-3513-6979，e-mail：info@jcopy.or.jp）の許諾を得てください。

| 月刊 | **精神科治療学** |

〈特集〉

おとなの ADHD臨床

(Ⅰ) 第28巻2号
B5判　128頁　本体価格 2,880 円

(Ⅱ) 第28巻3号
B5判　144 頁　本体価格 2,880 円

おとなのADHDにも薬物療法が可能となり、一般精神科医もADHDに対応する場面が増えてくる。**的確な診断と治療をするために必読の特集。**

発行：星和書店　http://www.seiwa-pb.co.jp　価格は本体(税別)です

月刊 **精神科治療学**

第27巻5号

〈特集〉

成人の精神科臨床から見えてくる発達障害

B5判　136頁　本体価格 2,880 円

成人期に一見、発達の問題とは異なる主訴で一般の精神科を受診する成人例のうち、背景に発達の問題のあるケースは意外に多い。本特集では、これらのケースをどのように診立て、治療していくのかを特集した。具体的には不安、うつ、物質依存、解離、統合失調症スペクトラム、摂食障害、パーソナリティ障害などの特徴を示す成人の発達障害を取り上げた。今日の精神科臨床に役立つ特集。

発行：星和書店　http://www.seiwa-pb.co.jp　価格は本体(税別)です

月刊 臨床精神薬理

第15巻6号

〈特集〉

ADHDの薬物療法の最適化

B5判　204頁　本体価格 2,900円

注意欠如・多動性障害（ADHD）について、併存障害と年齢、行動指標、神経心理学的指標、精神生理学的指標、脳画像、薬理遺伝学の観点から、テーラーメイド医療を可能にするバイオマーカーは存在するのか、その現在と到達点について紹介した。

発行：星和書店　http://www.seiwa-pb.co.jp　価格は本体（税別）です

月刊 臨床精神薬理

第15巻11号

〈特集2〉

成人期ADHDの適正診断とその治療
注意欠陥／多動性障害治療薬 atomoxetine

B5判　144頁　本体価格 2,900円

精神科医療においてもインフォームドコンセントは重要になっているが、患者の判断能力の評価が他科に比べて難しいという問題点もある。本特集では、精神科薬物治療と判断能力評価の実際を紹介した。また、ADHDは児童・思春期の疾患だが成人期でも症状が持続する例が報告されており、このたび本邦で初めて成人期ADHDへの適応を承認されたatomoxetineを中心に、成人期ADHDについて特集した。

発行：星和書店　http://www.seiwa-pb.co.jp　価格は本体(税別)です

成人アスペルガー症候群の認知行動療法

［著］ヴァレリー・L・ガウス
［監訳］伊藤絵美　［訳］吉村由未、荒井まゆみ
A5判　456頁　本体価格3,800円

アスペルガー症候群が知られる以前に成長し成人となり、アスペルガー症候群やそれによる二次障害で苦しんでいる当事者に、認知行動療法を中心とする援助を提供するための包括的なガイド。

ADHDの明日に向かって
認めあい・支えあい・赦しあうネットワークをめざして
第2版増補

［著］田中康雄
四六判　272頁　本体価格1,900円

子どもたちとの豊富な経験を有する著者が、ADHDへの具体的な対応策をまとめた。数多くの症例やADHDの歴史、現場での対処方法、関係者間の連携のありかたなど、具体的なヒントを満載。

発行：星和書店　http://www.seiwa-pb.co.jp　価格は本体（税別）です